RECHERCHES

SUR

L'HOMOEOPATHIE,

OU

THÉORIE DES ANALOGUES,

PAR J.-A. D'OROSZKO.

Docteur en médecine, officier de l'ordre du mérite militaire, ancien chirurgien-major divisionnaire de la cavalerie polonaise, ancien médecin sous-chef de l'hôpital des vénériens, membre de plusieurs sociétés savantes.

« Nil prodest quod non lædere potest idem :
« Eripit interdum, modo dat medicina salutem. »

PARIS ET LEIPZIG,

CHEZ DESFORGES ET COMPie, LIBRAIRES.

PARIS. J.-B. BAILLIÈRE.   PARIS. GERMER BAILLIÈRE.
LONDRES. H. BAILLIÈRE.   MONTPELLIER. L. CASTEL

Et chez l'Auteur, rue Choiseul, 17, à Paris.

1839.

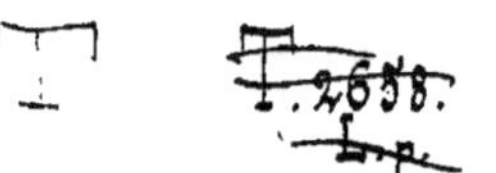

RECHERCHES

SUR

L'HOMOEOPATHIE,

OU

THÉORIE DES ANALOGUES.

LAGNY. — Imprimerie d'A. Le Boyer et Compagnie.

RECHERCHES

SUR

L'HOMOEOPATHIE,

OU

THÉORIE DES ANALOGUES;

PAR

J.-A. D'OROSZKO,

DOCTEUR EN MÉDECINE, OFFICIER DE L'ORDRE DU MÉRITE MILITAIRE, AN-
CIEN CHIRURGIEN-MAJOR DIVISIONNAIRE DE LA CAVALERIE POLONAISE,
ANCIEN MÉDECIN SOUS-CHEF DE L'HOPITAL DES VÉNÉRIENS, MEMBRE DE
PLUSIEURS SOCIÉTÉS SAVANTES.

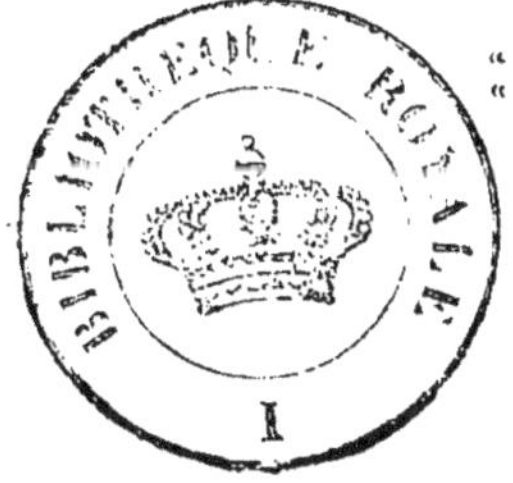

« Nil prodest quod non lædere potest idem :
« Eripit interdum, modo dat medicina salutem. »

PARIS ET LEIPZIG, CHEZ DESFORGES ET Cᴵᴱ;

Paris, J.-B. Baillière;   Paris, Germer Baillière;
Londres, H. Baillière;   Montpellier, L. Castel;

ET CHEZ L'AUTEUR, PARIS, RUE CHOISEUL, 17.

—

1839.

16. « Lavez-vous, purifiez-vous… cessez de faire le mal. »

17. « Apprenez à faire le bien : examinez tout avant que
de juger !

Isaïe, chap. i, § 1.

« Appliquez-vous à la lecture, à l'exhortation et à l'ins-
« truction ; méditez ces choses, soyez-en toujours occupés,
« afin que votre avancement soit connu de tous….. Veillez
« sur vous-mêmes et sur l'instruction des autres ; demeurez
« fermes dans ces exercices ; car, en agissant de la sorte,
« vous vous sauverez, vous, et ceux qui vous écoutent. »

Saint Timothée, iv, 23, 16.

À Monsieur

PAUL DE CHATEAUDOUBLE,

DIRECTEUR-GÉNÉRAL ADJOINT DES CAISSES D'AMORTISSEMENT
ET DES DÉPÔTS, OFFICIER DE LA LÉGION-D'HONNEUR ET
CHEVALIER DE L'ORDRE DE SAINT-LOUIS.

HOMMAGE D'ESTIME ET D'AMITIÉ.

Vix duo tresve mihi superstes amici;
Cætera fortunæ, non mea, turba fuit!!!

PRÉFACE.

En publiant nos recherches sur un nouveau système médical, destiné à faire une réforme dans l'art de guérir, le point sur lequel nous avons besoin de l'indulgence de nos lecteurs, c'est l'imperfection du style, presque inévitable pour celui qui écrit dans une langue étrangère. En outre, malgré le plus grand soin, il s'est glissé quelques fautes typographiques, rectifiées autant qu'il a été possible, dans l'errata. Quant à la chose elle-même, nous en acceptons la responsabilité scientifique, ainsi que la défense des principes dont nous sommes interprète. Étant du nombre de ceux qui, les premiers, ont répandu la nouvelle doctrine dans la capitale, alors que le nom d'*Homœopathie* était inconnu et qu'elle avait besoin de soutien contre les rudes attaques de ses adversaires : nous croyons avoir acquis, par cela même, quelque mérite aux yeux de la science et de l'humanité. Que cette ambition nous soit pardonnée ! Certes, il existe quelque chose de plus digne que l'amour - propre, qui élève l'homme au-dessus du blâme et des éloges, au-dessus de lui-même, c'est la conviction d'une vérité acquise pour le genre humain ! c'est elle qui reproduit et soutient les martyrs de la religion, de la liberté, de la science; et son drapeau, mille fois abattu, reste toujours flottant.

« Scilicet et victus repetit gladiator arenam ;
« Ft redit in tumidas naufraga puppis aquas. »

En rendant ici hommage aux belles inspirations scientifiques de l'auteur de l'*Homœopathie*, nous sommes loin d'accepter le titre de disciple ou d'élève de qui que ce soit : partisan et confrère, mais non pas aveugle sectateur, nous donnons la nouvelle doctrine telle qu'elle se présente à notre intelligence, c'est-à-dire dans les conditions dans lesquelles nous l'avons conçue et adoptée ; regrettant beaucoup si elle possède des vues plus larges et plus élevées qui nous échappent. Si l'*Homœopathie* ne pouvait être comprise et exercée que par quelques élus, son but serait manqué et elle aurait perdu les principaux caractères qui distinguent une chose vraie : la clarté et l'évidence.

N'ayant pas la prétention de donner un cours d'*Homœopathie* dans cet ouvrage, nous reproduirons seulement tout ce qu'il y a de plus remarquable soit dans la théorie, soit dans les faits. Nous démontrerons par cela même qu'elle est digne d'attention et d'une étude plus sérieuse que ne supposent certaines opinions légèrement émises. Si la nouvelle doctrine n'était qu'un passage à quelque chose de plus positif, il serait déjà du devoir des médecins d'examiner ses principes. Il ne faut pas pousser le scepticisme jusqu'à l'absurde. Si douter de ce qu'on ne comprend pas est un caractère de sagesse, nier ce qu'on ne sait pas, est une preuve indubitable de sottise.

Du reste, en déposant notre modeste offrande sur l'autel de la science, nous espérons, nous nous flattons de pouvoir contribuer peut-être au progrès intellectuel de

l'humanité... et bien que nous expiions aujourd'hui nos tendances vers ce même progrès, les revers n'affaiblissent ni nos vœux,
ni nos convictions !

« Nec tamen ut lauder, vigilo, curamque futuri
« Nominis, utilius quod latuisset, ago.
« Detineo studiis animum, falloque dolores. »
Ovid. Tr...L. V.

INTRODUCTION.

CONSIDÉRATIONS GÉNÉRALES.

....Sunt altera nobis....
Sidera sunt orbes alii lumenque videbis
Purius.

CLAUD. lib. II.

Malgré l'opposition que rencontrent à leur début
les vérités utiles, leur triomphe tôt ou tard est infaillible : une fois tirées du néant, elles trouvent asile
dans le sanctuaire des sciences, sous la sauvegarde
de l'avenir. Le temps, lui-même, destructeur de
toutes choses, fait exception en faveur de la vérité ;
dissipant peu à peu les préjugés et les erreurs, il assure enfin son empire. Les hommes et les générations
passent et se succèdent, mais chaque découverte
augmente la masse des connaissances, et, par cela
même, prépare le progrès de l'humanité.

Un nouveau système médical, connu sous le nom

1

de l'*Homœopathie*, a paru en Allemagne vers la fin du dernier siècle, portant en lui le germe d'un brillant avenir, et préparant une réforme générale dans l'art de guérir..... Ses prétentions hardies, ses vues grandes, ses procédés si différens de la routine, devaient nécessairement exciter l'enthousiasme et l'admiration des uns, le dépit et la désolation des autres. Dès le principe, une lutte opiniâtre s'engagea, et elle se soutient depuis une trentaine d'années : d'un côté, se placèrent les amis du progrès, ceux qui, oubliant leurs petits intérêts, se réjouissent de chaque triomphe que l'humanité obtient sur l'erreur et la routine; de l'autre côté, on vit se ranger les quiétistes, les monopoliseurs d'idées, ceux qui, dans une commode indolence, aiment à exploiter chaque erreur à leur profit, ou bien encore ceux qui, dans un aveuglement funeste, n'écoutent pas la voix de leur propre raison. Et cependant, en dépit de cette lutte acharnée, l'*Homœopathie* se soutient avec gloire, et gagne chaque jour du terrain; c'est donc, quand plusieurs états de l'Europe l'adoptent comme une mesure générale, en organisant le service des hôpitaux, d'après son système; c'est, quand nombre de cures, aussi étonnantes qu'authentiques, lui assignent une place parmi les découvertes qui font la gloire de notre siècle, qu'il nous semble à propos d'en entretenir la France. Déjà

l'*Homœopathie* compte parmi ses partisans l'élite de la
société, et certes, nous nous réjouissons en voyant ses
bienfaits se répandre rapidement, persuadé que c'est
en France qu'elle pourra acquérir le plus promptement ce dégré de perfection qu'il est donné aux choses
humaines d'atteindre; c'est là qu'elle trouvera tous les
élémens nécessaires à son progrès et à son développement : en effet, qui dit la France, dit le pays où la
liberté et la tolérance religieuse, politique et scientifique, sont passées dans les mœurs, où une perspica-
cité innée d'intelligence garantit des écarts grossiers,
où ce génie national prompt à concevoir, audacieux
et brillant dans l'exécution, avide de gloire, semble
être destiné, par la nature des choses, à soutenir le
premier rang qu'il a conquis, et à donner la dernière perfection aux grandes découvertes.

S'il est injuste de condamner chaque découverte
récente, uniquement à cause de sa nouveauté, il est
peut-être imprudent, il est nuisible à l'intérêt du
progrès de lui reconnaître toutes les perfections
qu'elle ne peut acquérir qu'avec le temps; si nous
sommes donc convaincu de l'importance de l'*Homœopathie* et de sa supériorité sur tous les autres systèmes, nous voyons aussi combien elle nous laisse
à souhaiter et à faire. Il n'est pas douteux que certaines modifications, introduites dans notre école,

peuvent raccourcir de beaucoup la durée des traitemens et en faciliter l'application. Sous ce point de
vue, nous soumettrons notre travail au jugement de
l'opinion, par une publication ultérieure, désirant,
avant tout, qu'elle puisse porter ce caractère vraiment positif qui doit signaler chaque travail scientifique.

Aujourd'hui, en publiant cet ouvrage, et en nous
contentant de tracer une ébauche, nous voudrions
faire comprendre aux juges trop frivoles que l'*Homœopathie* mérite d'être étudiée sérieusement et de
devenir universelle; que c'est une mine précieuse à
exploiter, non-seulement pour la médecine, mais
encore pour la chimie et la physique, sur lesquelles
elle peut jeter de nouveaux rayons de lumière, en expliquant beaucoup de phénomènes incompris jusqu'à
présent; qu'elle est aussi logique que conséquente
dans ses principes, aussi facile dans l'application,
pour les malades, que sûre dans ses résultats; qu'à ses
débuts, elle guérit déjà une foule de cas morbides ré-
putés incurables; que c'est par l'*Homœopathie* seulement qu'on pourra mettre un terme à ces nombreux
abus qui se sont glissés dans la médecine. Et, pourquoi ne l'avouerions-nous pas, sous ce rapport nous
avons des torts à effacer, nous en avons eu de graves,
quand, à l'exemple de tant d'autres, imbu de l'es-

prit de l'école, quand l'expérience personnelle nous
manquait, croyant en aveugle à la parole des maîtres, nous condamnions dans nos écrits, ce même
système qui fait aujourd'hui notre religion.

Certes, il existe quelque chose dans l'*Homœopathie*, qui la distingue de tous ces faux systèmes, de
toutes les prétendues découvertes, plus ou moins
rationelles, plus ou moins admissibles, qui ont inondé
la médecine... C'est l'étude de l'apparition et du progrès de la nouvelle école. En effet, à peine éclose, elle
trouva tout de suite l'adhésion et l'assentiment, non
pas des personnes étrangères à l'art de guérir, des
juges incompétens, mais des médecins illustres,
dont plusieurs jouissent d'un nom européen, comme
Huffland, Rückert, Richter, Schmidt, Marenzöller,
Haubolt, Hartmann, etc. Il serait difficile à expliquer
comment ces hommes, dont la réputation est demeu-
rée pure et glorieuse, auraient risqué de la compromettre pour un système qui n'eût eu pour lui, ni le
présent ni l'avenir? Que dire de mille autres médecins
de l'Europe et des autres parties du monde, devenus
homœopathes? Comment ont-ils abandonné leur logique et leur expérience? Comment ont-ils renoncé
à leurs habitudes et à leurs préventions, pour suivre
un drapeau qui serait sans utilité et sans gloire?
C'est parce que la nouvelle doctrine est venue au

monde (passez-moi l'expression), *la main sur la conscience*, et, au lieu d'éblouir par des promesses falla-
cieuses, elle démontra ce qui manquait à la médecine
théorique et pratique, et indiqua en même temps les
moyens pour sortir des incertitudes. Chacun qui l'é-
coutait, trouvait ces assertions véritables; car chacun,
au fond de sa conviction, sentait que la médecine
était sans boussole, livrée la plupart du temps aux
séides éhontés qui trafiquent de son nom... enfin,
parce que l'*Homœopathie*, au lieu de faire un mystère
de ses procédés, proclama ses principes, et en appela à l'expérience. Examinons à présent, comment
s'y prennent les charlatans, cette lie du peuple médical, pour faire prévaloir leurs prétendus systèmes?
Ils tachent de leur donner la plus grande apparence,
ils hasardent parfois de citer des faits plus ou moins
authentiques, mais ils se gardent bien de proclamer
leurs principes, et d'entrer dans l'explication de leurs
procédés ; au contraire, ils les entourent d'un mystère impénétrable. Qu'ajoutent-ils à l'appui de leurs
assertions mensongères? rien que leur nom, qui est
presque toujours sans autorité et sans valeur! Aucun
médecin ne se déclare leur champion ou leur sectateur, car, si l'on descend au rang des charlatans,
chacun aime mieux exploiter la crédulité pour son
propre compte que pour le compte d'autrui, car, sans

la conviction d'une valeur réelle de la doctrine , on s'abstient, ne fût-ce que par amour-propre et par égoïsme, de se déclarer partisan d'un système périssable. Le nom d'un médecin est tout son bien ; quand bien même ce nom ne rappellerait aucun antécédent glorieux, il lui reste toujours l'avenir; on le compromet à jamais par des convictions légèrement accordées, et on le compromet de manière à ne pouvoir plus désormais le mettre en avant.

Que ceux de nos jeunes confrères qui liront ces pages, réfléchissent qu'avec l'*Homœopathie*, nous leur promettons à la fois honneur et satisfaction ; les travaux et les veilles consacrés à son étude, ne seront perdus ni pour eux ni pour l'humanité. Que leur vigueur juvénile, que leur enthousiasme, ne s'usent pas dans cette risible rapsodie de doctrines, dont la plus grande moitié ne mérite pas le nom de science(1); ils échapperont du moins à cette triste déception, quand, appelés au lit des malades, pleins du désir de faire le bien, armés de leurs superbes théories, ils

(1) « La science qui instruit et la médecine qui guérit, sont fort bonnes sans doute ; mais la science qui trompe et la médecine qui tue, sont mauvaises : apprenons donc à les distinguer. »

J.-J. Rousseau.

verront leurs efforts infructueux..... Quand le malade cherchera quelqu'espoir, quelque consolation dans leur regard ou dans leur contenance, ils verront si, le plus souvent, ils ne se trouvent pas obligés de répondre par un soupir ou par une larme.....

En supposant que, moins malheureux, ils soient appelés à traiter une maladie aiguë, qui passe seulement, entre leurs mains, à l'état chronique, combien de fois, après beaucoup de temps et de soins, ne verront-ils pas leur patience et celle du malade s'épuiser? combien de fois, après qu'un régime sévère aura été observé pendant des années, quand les cataplasmes, les sangsues, les vésicatoires, les cautères, les moxas et même le fer rouge auront été employés, ne seront-ils pas contraints d'avouer l'impuissance et la nullité de leurs doctrines? C'est alors que viendra le temps de leur conversion. Nous parlons à ceux qui exercent leur art avec bonne foi, et pour qui l'existence des autres n'est pas une spéculation de commerce; c'est eux que nous conjurons, au nom de l'humanité souffrante, au nom de l'avenir, de ne pas repousser cette doctrine avant un mûr examen, si étrange qu'elle puisse leur paraître! On ne saurait se dissimuler que de grandes difficultés accompagnent l'application de l'*Homœopathie*. Depuis Hip-

poerate, peut-être, aucun système médical n'a exigé
de ses adhérens autant de tact et d'exactitude (1),
il n'y en a pas un où il faille plus de persévérance
et de finesse d'observation. — Aussi, que dire de
ceux qui, quoiqu'ayant du talent et des connaissances
médicales, ont daigné faire semblant d'expérimenter
l'*Homœopathie* sans connaissances préliminaires, sans
une étude approfondie, et qui, contents d'avoir aujourd'hui parcouru un livre, ont osé expérimenter
dès le lendemain. Et, quand on a agi de la sorte,
ne faut-il pas bien de l'audace et de la présomption
pour dire que l'*Homœopathie* ne tient point ses promesses, parce que de telles expériences ont été sans
résultats satisfaisans? Mais cette affirmation est aussi
intempestive que digne de reproche, quand elle
vient de ceux qui savent, par leur propre expérience,
combien il faut de temps, de circonspection, avant
de décider d'une manière irrévocable, sur un point
scientifique. On peut le dire, plus ils se sont élevés,
plus ils doivent se tenir en garde, afin de ne pas
compromettre leur réputation par un jugement léger. Ainsi, que ce ne soit pas une expérimentation
éphémère et improvisée qui forme la conviction
homœopathique des jeunes médecins, mais bien une

(1) On a dit avec raison, qu'il y a plus de mérite de choisir

étude profonde, suivie d'expériences consécutives.
J'invoque ici le témoignage de mes confrères homœopathes; qui de nous, en débutant dans le système
(surtout s'il agissait de son chef), a obtenu les résultats qu'il se proposait? Combien de fois, voyant
même l'action médicatrice évidente, ne s'est-il pas
senti porté à attribuer ces phénomènes étonnans,
plutôt à certaines causes accidentelles qu'à l'action
de médicamens pris à doses si minimes? et cependant, qui de nous aujourd'hui n'applique pas l'*Homœopathie* sans une intime conviction, sans zèle et
contentement intérieur, en un mot, sans cette profonde vénération qu'excite, dans le cœur de l'homme,
la voix toute puissante de la vérité? — C'est une
chose particulière et digne de remarque, que cette
ardeur et cet enthousiasme que la nouvelle doctrine a
provoqués chez tous ceux qui savent l'apprécier et la
comprendre : on peut dire qu'elle n'a jamais excité
un attachement médiocre; les médecins, ou les
personnes étrangères à l'art de guérir, qui l'ont
étudiée de bonne foi, tous sont ses partisans les
plus dévoués. Il semblerait que le zèle de ses amis
doit faire une espèce de compensation et contre-

bien un médicament *homœopathique*, que de résoudre une question d'algèbre.

balancer l'injustice de ses adversaires; oui, son avenir n'est pas douteux; mais, pour que tous les hommes courbent leur front devant la vérité, il faut qu'elle n'attaque pas leurs passions égoïstes, autrement ils deviennent ses ennemis implacables. On croirait qu'une fatalité aveugle les hommes et les force, contre leur propre intérêt, à mettre des obstacles à la propagation des choses les plus utiles? Rien de plus attristant dans l'histoire, que le récit des ingratitudes dont chaque siècle peut offrir quelqu'exemple et dont chaque gloire a été victime (1)? Qui ne sait pas que notre illustre Kopernik, gloire de la Pologne, dont le nom retentit d'un pôle à l'autre, auxquels, comme un nouveau Créateur, il donna de nouvelles lois, fut persécuté, excommunié, pour avoir prouvé la vérité de son système solaire? Qui ne se représente pas Galilée contraint à se rétracter, Harwey insolemment raillé pour avoir découvert la circulation du sang, Jenner ne trouvant d'abord que des incrédules pour son admirable découverte? Mais, que dis-je, celui qui prêcha le premier sur la terre la fraternité, la vertu, la bienfaisance, fut crucifié !

Malgré les progrès rapides de l'*Homœopathie* en

(1) « *J'ai tourné mes pensées ailleurs*, et j'ai vu que sous

France et les sarcasmes qu'elle a excités, aucun de ses adversaires (du moins parmi ceux dont les écrits sont venus à notre connaissance) n'a analysé critiquement et scientifiquement les bases du système. Soit que l'impossibilité de rencontrer les chances d'une victoire, arrête les adversaires et les force de rendre un hommage silencieux et négatif à la vérité, soit, comme cela est arrivé à plusieurs, qu'après avoir ouvert les livres homœopathiques, et les avoir étudiés, pour la première fois, dans le but de les réfuter, ils aient été frappés de la justesse et de l'évidence de ses principes, de persécuteurs qu'ils étaient, sont devenus partisans de la nouvelle doctrine (1). En effet, que peut-on dire contre un système qui, né d'observations et de faits, en appelle à chaque instant aux faits, et en finit à jamais avec les romans de la science. D'ailleurs, les attaques dirigées contre l'*Homœopathie* sont trop faibles, elles sont trop dépourvues d'objections logiques, pour

« le soleil le prix n'est point pour ceux qui sont les plus légers à la
« course, ni la guerre pour les plus vaillans, ni le pain pour les
« plus sages, ni les richesses pour les plus habiles, ni les fa-
« veurs pour les meilleurs ouvriers; mais que tout se fait par
« rencontre et à l'aventure ! »

Ecclésiaste, chap. ix.

(1) Comme Saint-Paul.

soutenir un seul instant l'incertitude du combat,
pour le dire en passant, que nos rusés adversaires ne nous livrent pas de front, en rase campagne, mais qui ressemble fort à la guerre des Gué-
rillas. On voit partir le coup, mais l'ennemi est
toujours caché, lorsqu'il s'agit d'essuyer le feu.

Pour ceux qui, au lieu d'essayer de nous juger,
nous condamnent sans retour, et ne comprennent
souvent pas un mot de l'*Homœopathie*, ou ne la con-
naissent que parce qu'ils en ont recueilli de conversa-
tions (1); pour ceux qui nous traitent de visionnaires
(si ce n'est pis encore), et qui prétendent, avant tout,
jeter du ridicule sur nos travaux dont ils ignorent la
portée, nous pouvons leur dire que, pour notre part,
avant d'être homœopathe, nous étions disciple de
l'ancienne école, soi-disant rationnelle, et qu'ayant
malheureusement sacrifié trop de temps à ses dogmes, nous avons été obligé, par conscience, d'aban-
donner un drapeau qui ne nous conduisait qu'à la
défaite. Aucun homœopathe n'a abjuré sa foi en
rentrant dans l'ancienne routine, tandis que les
conversions journalières dont nous parlons, militent
à coup sûr en notre faveur.

(1) Et malheureusement nos adversaires les plus acharnés sont
de cette force! N'ayant pas même souvent les premières notions

Nous le savons d'avance, pour plusieurs, notre voix
sera celle de l'homme prêchant dans le désert ; nous
n'ignorons pas que dans toutes les sciences, à l'é-
gard de toutes les découvertes vraiment utiles, en
un mot, pour toutes les entreprises importantes, il
se trouve une classe d'hommes moralement paralytiques et stationnaires, et que ces hommes, craignant
tout ce qui éclaire, agite ou remue, ne pouvant pas
s'élever à la grandeur d'une haute pensée, doivent
nécessairement s'efforcer de plier le monde entier à
leur petitesse ; ne pouvant courir avec la rapidité du
progrès, ils tendent sans cesse à retarder le triomphe
de la raison , à arrêter le cours de son char victo-
rieux, au risque d'être écrasés. Ils ternissent chaque
découverte nouvelle et utile, ils aiment que tout
reste mort et tranquille autour d'eux, une fois qu'ils
sont en possession de certaines connaissances ,
de certains honneurs mal acquis, lorsqu'ils ont

du système, leurs objections doivent être nécessairement consé-
quentes avec leurs connaissances. Plusieurs croient l'*homœopathie* le système des petites doses et des globules. Jamais on n'entend une objection grave, sérieuse et digne de réfutation. c'est
toujours quelques plaisanteries plates, usées et du plus mauvais
goût, ou quelques *on dit* de commères ; nous demanderons à ces
juges si sûrs d'eux-mêmes, qu'est-ce qu'ils ont fait pour établir
leur compétence ? où sont leurs travaux, leurs découvertes, leurs
expériences faites sur l'*homœopathie ?*

des idées favorites qui ont vieilli avec eux, lorsqu'ils jouissent, à l'aide de certaines opinions scientifiques, politiques ou religieuses, d'une position
plus ou moins avantageuse. Leur première devise est
que tout doit rester dans un *statu quo* éternel, dans
un quiétisme absolu. Législateurs, ils voudraient
revoir les épreuves par l'eau et par le feu, et toujours c'est du sang qu'ils demandent. Ecclésiasti-
ques, c'est l'anathème et l'exorcisme qu'ils regret-
tent? Physiciens et chimistes, ils pleurent la perte
cruelle des quatre élémens; médecins enfin, ils ne
veulent que du Brown ou du Rasori, heureux si la
mort d'un malade se laisse sanctionner par un aphorisme d'Hippocrate. Mais il faut couvrir sa nullité aux
yeux de l'opinion, alors on les voit se revêtir des titres
pompeux de *sages*, de *conservateurs*, *d'amis de l'ordre.*
Selon eux, le monde est toujours en danger d'être
entraîné dans l'abime, comme si la main invisible
de la providence ne veillait pas continuellement à
ses destinées, comme si l'on pouvait fixer des bornes
au progrès. Les sciences et les découvertes, dans le
corps social, font le même office que le cœur et le
sang dans un corps organique; il faut qu'il vibre,
qu'il circule toujours : le moment où tout s'arrête,
c'est la mort.

Vous donc qui vous opposez au progrès de la

science, et qui lui tracez une ligne de démarcation,
en prenant les bornes de votre vue pour les limites
de l'univers, comprenez une fois au moins l'inuti-
lité de vos efforts. De votre part, il y a évidemment
révolte aux lois éternelles; vos systèmes ne sont plus
que des cadavres scientifiques, que des squelettes;
retirez-les donc pour laisser le passage libre à ces
ardentes phalanges qui courent à de nouvelles conquêtes, et qui brûlent de faire de nouvelles ac-
quisitions au domaine des sciences (1)! Craignez de
devenir parasites de l'arbre social, obsédant son
écorce, nourris de sa sève : laissez circuler cette sève
bienfaisante vers le sommet, pour donner la vie aux
nouvelles branches et couvrir son front de fleurs
immortelles.

Mais ce n'est pas assez pour l'*Homœopathie* que
d'avoir des ennemis acharnés, des juges aveugles ou
remplis de partialité (2); quelques-uns de ses amis

----

(1) On nous a assuré qu'il existe une société sous le nom
d'*Inamovibles*, dont la tendance morale est de s'opposer à tout
progrès ou changement!!!

(2) Nous sommes obligé de reproduire ici un fait qui ne fait
point honneur à l'Académie de Médecine.

Une demande était présentée par les membres de l'Institut
homœopathique dans le but d'obtenir l'autorisation d'établir un
dispensaire et une clinique homœopathique, autorisation que le
vote de la loi de 1834 sur les associations, rendait indispensa-

et de ses sectateurs lui font autant de mal que ses adversaires ; peut-être même, lui en font-ils davantage ! soit qu'ils l'appliquent d'une manière imparfaite, soit qu'ils exagèrent sa puissance. Rappelons-nous que l'esprit humain est disposé à exiger beau-

ble. Avant de rien prononcer, M. le Ministre de l'instruction publique crut convenable de s'entendre avec l'Académie pour connaître son opinion ; il s'agissait de savoir si l'établissement d'un hôpital homœopathique était convenable. Si l'Homœopathie était un système erroné, sans doute, par ce seul moyen, elle pouvait subir une rectification nécessaire dans l'intérêt de l'humanité ; si, au contraire, ses doctrines étaient véritables, ce serait un motif de plus pour l'étudier. Adnotez bien qu'il ne s'agissait pas de prononcer sur le mérite scientifique de la doctrine, car l'Académie n'ayant fait aucune expérience, ni application, n'était pas compétente à en juger ; il fallait dire seulement si l'établissement de la clinique homœopathique serait *utile* et *convenable ;* mais une pareille mesure aurait fait jaillir la vérité qu'on redoute ; ainsi, au lieu d'un jugement sage, calme et réfléchi, digne de gens censés savans, Messieurs les académiciens se sont livrés aux plaisanteries, avec cette petite verve naturelle aux gens assoupis qu'on réveille brusquement ; non contens de nous donner des épithètes qui seraient déplacées parmi les personnes de la bonne compagnie, on nous a refusé du bon sens et de la logique, en laissant au temps la décision sur l'*Homœopathie.* Oui, c'est le temps qui démontre tout le ridicule des opinions légères, passionnées ou absurdes. Où est ce fameux arrêt qui proscrit l'inoculation ? où est celui qui défend l'usage des pommes de terre ?

coup plus des nouveaux systèmes que ceux-ci ne lui promettent. Ne nous arrive-t-il pas, tous les jours,

ils gisent dans les archives des sottises humaines, tandis qu'on encourage la vaccine, qu'on mange des pommes de terre, et que ses fécules occupent même les séances académiques (*).

Étudier un vaste système, l'approfondir et l'expérimenter, c'est un chemin long et pénible; sans doute, il est plus court et plus commode de prononcer qu'il ne vaut rien, et tout est dit. Les corps savans offraient de tous les temps une nullité absolue : la vigueur et la puissance géniale de quelques individus est attiédie et tempérée par l'esprit du corps. Nous ne méconnaissons pas là les services éminens qu'apporte l'association; elle augmente la force physique de l'homme, elle sert à la propagation et à la stabilité des idées reçues; mais, quand il s'agit de l'invention du génie! c'est toujours l'œuvre individuelle; et, agglomérant plusieurs têtes forcées à se plier à l'esprit du corps, on diminue la valeur spécifique des êtres pensans. Nous demandons à l'histoire de nous citer une seule idée grande et créatrice qui ait été produite par un corps savant? c'est toujours et partout les individus qui font de grandes découvertes. Rappelons-nous que la proposition d'appliquer la vapeur comme force locomotive, soumise à Napoléon, par Fulton, fut taxée par l'Institut d'*idée folle*, d'*erreur grossière* et d'*absurdité*, et cela à l'unanimité.

Nous trouvons blâmable de demander l'approbation de notre système à l'Académie; les grandes et utiles découvertes qui ont reçu le baptême de la vérité, ont-elles besoin de la confirma-

(*) Par une coïncidence toute particulière, après la discussion édifiante sur l'homœopathie, l'ordre du jour de cette séance portait la discussion sur la fécule de pommes de terre?

de voir des malades qui, ayant passé la plus grande
partie de leur existence dans les traitemens dits

tion académique ? La haine prononcée contre une doctrine, constitue déjà une preuve négative de sa valeur. Lisez les annales de
l'Académie pour vous convaincre quelle importante découverte
fut reçue autrement que par les sarcasmes, tandis que les an-
nonces des spécifiques de charlatans, affichées aux coins des
rues, portent presque toutes approbation, ou citent les ré-
compenses votées par l'Académie. Mais ce n'est pas seulement
notre opinion qui nous fait voir ainsi les corps savans. Un
homme d'esprit s'exprime là-dessus justement : « Les académies
« et les sociétés littéraires, dit-il, sont les invalides du monde
« moral. Les travailleurs émérites viennent s'y reposer entre les
« vanités mesquines ou les nullités impuissantes. C'est un mer-
« veilleux spectacle pour notre génération que le spectacle de
« ces joûtes à grand apparat, où certains héros des anciens jours
« échangent courtoisement des paroles creuses et inoffensives,
« où ils se rappellent entre eux les beaux temps d'autrefois,
« quand l'herbe était si fraîche, les fleurs si odorantes, le goût
« si pur, et l'esprit si pétillant ! Hélas ! hélas ! ce ne sont pas
« les fleurs qui ont perdu leurs parfums ; ce ne sont pas les es-
« prits qui ont perdu leur vivacité : ce sont les sens de ces vieux
« héros qui ont perdu leur finesse. La nature est aussi belle,
« aussi fraîche, aussi parfumée ; mais leurs yeux sont fermés dé-
« sormais aux harmonies du ciel bleu et des verts tapis ; leurs
« narines ne se gonflent plus au contact des senteurs promenées
« par les vents ; leurs oreilles ne perçoivent plus les sons mys-
« térieux qui vibrent dans tous les points de la création. L'esprit
« de l'humanité est aussi ardent, aussi subtil, aussi vivace ;

rationnels de l'ancienne médecine, veulent essayer de l'*Homœopathie*? Comme on leur a cité plusieurs faits décisifs, ou même comme ils ont été témoins de quelques-unes de ces cures rapides et merveilleuses, ils se croient en droit d'exiger toujours des résultats aussi favorables. Et au bout d'un ou deux mois, durant lesquels ils auront pris quelques doses, sans s'astreindre aux conditions les plus simples, exi-

« mais le cerveau s'endurcit quelquefois avec le temps; et alors
« les idées nouvelles-écloses ne sauraient y pénétrer. Les nerfs
« dénués de souplesse ne bondissent plus sous l'impression. Le
« corps ne sent plus ces merveilleux voyages de la passion au
« travers de la chair.

« Or, ces solennités de sociétés littéraires portent du moins
« avec elles un enseignement salutaire : on y apprend le che-
« min qu'on a fait depuis la halte des vieilles intelligences;
« car l'humanité est comme une immense caravane qui pour-
« suit une route sans fin, laissant derrière elle, de distance en
« distance, les faibles et les caducs. En tête de l'immortelle
« voyageuse, l'ange de Dieu agite ses ailes; il excite l'ardeur des
« plus intrépides; il leur montre des horizons magiques; il les
« convoque sans cesse vers des mondes nouveaux, et sans cesse
« la caravane infatigable avance, avance, traversant tantôt
« des déserts arides, tantôt de magnifiques forêts, gravissant les
« montagnes, dévorant les obstacles, et projetant toujours son
« regard à l'horizon. Sitôt qu'elle s'est désaltérée aux sources
« des fontaines, sitôt qu'elle s'est reposée sous l'ombre dans
« les vallées, elle va, inquiète, à la recherche de l'inconnu. »

gées par l'*Homœopathie*, s'ils n'aperçoivent pas la guérison d'une maladie dont ils sont minés souvent depuis l'enfance, on les verra se dégoûter complètement du traitement le plus doux et le plus facile. Bien plus, il existe des médecins allopathes qui, voyant les malades hésiter entre deux systèmes, leur proposent eux-mêmes d'essayer de l'*Homœopathie*; puis, ayant administré ce que bon leur semble, pourvu que cela ne soit pas volumineux, et surtout n'ait aucun résultat, ils persuadent à ces malades que l'*Homoeopathie* ne vaut rien. Les autres, plus dissimulés, faux frères, exploitant chaque nouvelle idée à leur profit, se déclarent partisans de cette doctrine, et font hautement leur profession de foi; mais, par le fait, ils sont peu soucieux du succès de tel système, ou de tel autre, ils les considèrent tous comme moyens de spéculation.

Ne voit-on pas souvent l'inefficacité de ces tentatives hasardées, que la médication plus habile couronne d'un succès complet (1).

(1) Parmi les causes qui retardent le progrès de l'*Homœopathie*, il faut compter ce qu'on a appelé dernièrement le *dilettantisme médical*, c'est-à-dire cette prétention ridicule qu'ont quelques amateurs d'exercer l'*Homœopathie*. Cette monomanie s'empara même de certaines dames.

> Fingunt se medicos quivis idiota, sacerdos,
> Judæus, Monachus, Histrio, Rasor, Anus,
> Vult quisque medicas habere manus!

A Dieu ne plaise que, par ces remarques, nous ayons en vue des personnalités; mais, dans l'énumération des causes et des circonstances qui retardent le triomphe complet de l'*Homœopathie*, il nous était impossible d'éviter ces détails; ajoutons que les grandes difficultés dans l'application exacte et consciencieuse de ce système, senties par les grands maîtres eux-mêmes, excusent ceux qui en sont encore aux tentatives. On peut dire que l'*Homœopathie* ayant ôté tous les désagrémens et toutes les difficultés du traitement aux malades, a rendu par cela même les devoirs du médecin plus pénibles. Non-seulement il est essentiel d'avoir la plus exacte connaissance des effets purs des médicamens (chose qui constitue déjà un travail énorme), mais encore il faut étudier chaque cas maladif spécialement, une foule de circonstances relatives à l'âge, au sexe, au tempérament, au teint, à la couleur même des cheveux, il est indispensable d'examiner les passions et les penchans, ainsi que les antécédens des malades; les saisons, les heures du jour ou de la nuit durant lesquelles la maladie s'aggrave ou s'améliore, rien ne doit être omis. Ce n'est pas dans un vain esprit de pédantisme que l'on a puisé ces conditions, mais dans la nature elle-même, qui n'accorde rien qu'à ceux qui savent épier et prévenir les moindres de ses caprices. Certes, l'exercice d'une telle médecine, est bien difficile; un médecin *homœopathe* est souvent obligé d'employer plusieurs jours à l'étude d'une maladie, avant d'administrer un globule. Mais aussi, quels succès incroyables viennent couronner ses efforts ? Nous comptons, dans les fastes de notre médecine, et même dans notre propre pratique (1), des exemples de maladies graves et chroniques, guéries à la suite d'une ou deux administrations du médicament. Sans doute, ces cas sont rares et exceptionnels; cependant, en général, les maladies aiguës disparaissent comme par enchantement sous l'influence des moyens *homœopathiques*. On ne voit point la convalescence, la santé succède immédiatement à la cessation de la maladie; les malades reviennent sur-le-champ à leurs occupations habituelles, car leur organisme n'étant pas exposé aux traitemens affaiblissans, la maladie étant instantanément arrêtée par l'action de la spécificité du médicament, il ne saurait se manifester aucun des grands ravages qui nécessitent un temps considérable pour être réparés.

Les maladies dites chroniques (2) se guérissent

(1) Voyez les observations pratiques.

(2) Dénomination vague et arbitraire, comme presque tout ce qui caractérise l'ancienne médecine; elle désigne les maladies

heureusement par l'*Homœopathie*, mais elles exigent dans la pluralité des cas un long traitement de plusieurs mois; parfois, des années sont nécessaires : qu'y-a-t-il d'étonnant à cela? ne sait-on pas que l'organisme, profondément altéré par la maladie qui lui est devenue habituelle, imbu des miasmes nuisibles qui s'amalgament avec le corps, changent et altèrent même la structure des tissus? Est-il surprenant, disons-nous, qu'un tel état morbide exige un temps infini pour que la cure soit complète? Mais combien n'existe-t-il pas de malades pour lesquels même l'espoir de guérison est interdit à jamais! pour ceux-là quel traitement serait assez long, s'il apportait seulement quelques chances de guérison? Dans les cas même désespérés, l'*Homœopathie* offre un soulagement bien positif; il y a toujours facilité et agrément dans ses moyens, et ses règles de régime sont celles de chaque homme sage. Les traitemens héroïques de l'ancienne médecine, dont un grand nombre de malades portent les traces indélébiles, la durée des souffrances qui en proviennent, expliquent encore la longueur de quelques traitemens homœopathiques. Quelle est la maladie qui nous arrive vierge de traitement de l'ancienne école? On

dont la durée se prolonge au-delà de quarante jours; ainsi, à trente-neuf jours, la maladie est encore aiguë!

essaie de notre système comme d'une dernière tentative à faire; nous sommes obligés à réparer l'insuccès ou les erreurs de nos prédécesseurs, et c'est sur
un genre de maladies presque incurables que nous
avons à fonder nos réputations et à établir la gloire
de notre système; nous sommes forcés de deviner l'é-
nigme, ou, si on l'aime mieux, le problème que la
plupart du temps les sphynx de l'ancienne école ont
été dans l'impossibilité de résoudre.

Nous finissons ces réflexions générales, bien persuadé d'avoir embrassé une cause aussi grande que
réelle, dont la valeur augmentera par le temps, et
qui porte en elle, non-seulement le germe d'un avenir
puissant, mais encore celui d'une réforme radicale.
Si, dans le cours de cet ouvrage, nous sommes obligé
de reproduire l'insuffisance, ou plutôt l'absence des
principes et la divergence des opinions dans l'ancienne médecine (1), s'il est de notre devoir d'indiquer les erreurs, les présomptions, et de flétrir des
abus, nous sommes loin de méconnaître les services immenses rendus à l'art de guérir par les hommes
illustres qui ont précédé notre système, et nous
conservons pour eux un culte d'admiration. Certes,

____

(1) « Quod enim eadem omnes sentiunt, neque eadem di-
« cunt, ex eo patet, quod neque ea intelligunt. »

HIPPOCRATES. DE NAT. HOM. L. I.

avant que la circulation du sang fût démontrée et expliquée par l'immortel Harvey, il existait une foule de médecins dont le génie et les noms glorieux ont passé à la postérité, quoiqu'ils partageassent les erreurs funestes de leur époque. Mais ceux qui, contre l'évidence des faits, niaient les sublimes découvertes, étaient injustes et ridicules (1).

Que ceux de nos confrères qui embrassent notre cause, ne se laissent pas décourager par les sarcasmes de l'ignorance et l'opposition de l'égoïsme ; qu'ils couvrent de leur mépris des haines intéressées et misérables ; qu'ils se rappellent que la postérité reconnaissante applaudira un jour à leur dévouement. Et quand même ils n'auraient pas cette pensée consolante, quand ils seraient convaincus que l'existence passagère de l'homme ne lui permet pas toujours de voir le triomphe complet de ses efforts, n'est-il pas déjà digne d'un esprit élevé, que de pouvoir se dire : « Ma vie n'a pas été inutile, car j'ai contribué au progrès de l'humanité. »

(1) Il est curieux de lire des écrits de médecins comtemporains de Harvey, lors de sa découverte de la circulation du sang.

COUP-D'OEIL HISTORIQUE

MÉDECINE.

COUP-D'OEIL HISTORIQUE

SUR LA

MÉDECINE.

NAISSANCE, PERSÉCUTIONS ET PROGRÈS DE L'HOMOEOPATHIE.

Dans ce siècle, si fécond en évènemens et en découvertes de toute espèce, où les révolutions politiques et scientifiques se succèdent avec une rapidité
incroyable, où tout ce qui est arbitraire, abus et
monopole, est attaqué sur tous les points, siècle qui
paraît être destiné à l'accomplissement d'une grande
crise pour l'humanité entière; à une époque, en un
mot, où tout pense ou s'efforce à penser, s'agite, et
produit, selon ses forces, un tribut au progrès, la
science médicale, qui mérite au plus haut degré la
sollicitude des hommes, et qui intéresse même leur
bonheur; l'art de guérir, dont la mission est si importante, n'était guère à la hauteur du siècle, malgré
tous les efforts des hommes de génie qui ont illus-
tré ses fastes. Obligée de tenir un rang secondaire

parmi les sciences, sans aucune base solide, sans guide et sans appui, la médecine s'adressait inutilement tour-à-tour aux autres sciences naturelles, implorant leur secours et leur protection ; mais, voyant qu'elles lui manquaient sans cesse au jour du péril, abandonnée à elle-même par suite de ses nombreuses défaites, elle aurait dû être convaincue de sa faiblesse et de sa nullité; mais, trop fière encore pour avouer son impuissance, elle préféra se retrancher au milieu des ruines croulantes de ses systèmes, et, là, régner encore, un code vieilli à la main, plutôt que de se décider à de sérieuses tentatives. Cependant elle sait bien que ce code dont nous parlons, ne renferme que deux articles faux et contradictoires, laissant tout condamner ou tout absoudre ; elle n'ignore pas que ses arrêts sanglans ont souvent effrayé la conscience des juges eux-mêmes.

L'histoire de la médecine nous démontre que cette science, toujours faible pour s'élever par elle-même, recevait des impressions passives et dominantes des préjugés et de l'esprit du temps. Ainsi, tour-à-tour superstitieuse, empruntant sa ressource à la sorcellerie, mystique, spiritualiste, dogmatique, philosophique, chimique, mathématique si l'on veut, parfois même remplie des idées stratégiques, admettant une entité, et un individualisme abstrait des

maladies; fantôme sans consistance et sans avenir, elle avait besoin d'un bras vigoureux qui la
lançât en dehors du cercle enchanté que sa fatalité
l'a contrainte à décrire. En dépit des efforts des siècles, elle était comme une comète qui revient à son
point de départ après avoir accompli sa course va-
gabonde dans l'océan des mondes.

Que de théories, que de systèmes plus ou moins
rationnels n'a-t-on pas créés, sans rapporter aucun
fruit à la science? Les découvertes et les conquêtes
partielles, soit qu'elles donnassent seulement quelque satisfaction à l'esprit vaniteux de l'homme, soit
qu'elles rendissent un service réel en renversant
beaucoup d'erreurs, ne tiraient cependant pas la médecine de cet état de langueur et de ses doutes in-
finis, d'autant plus funestes, que leur passage était
marqué par de nombreuses victimes. Le point de départ de la science étant toujours faux et contraire aux
lois de la nature, les résultats devaient être nécessairement plus ou moins nuls, sinon funestes. On ap-
puyait les bases du traitement, non sur des faits positifs qu'on n'avait pas le moyen de constater, mais
sur des hypothèses gratuites, faites sur la nature
intime des maladies, qui nous échappe, qui reste et
restera toujours, comme la pluralité des origines,
cachée à nos yeux, ainsi que l'essence de notre vie

elle-même. Les chefs de doctrines, dotant la nature de leurs rêves, abandonnaient le chemin positif qui pouvait seul leur fournir des résultats avantageux. En agissant ainsi, ils furent en tout semblables à ces théologiens qui, pour avoir cherché à expliquer la nature de l'essence divine et ses propriétés, contribuèrent, par leurs dogmes, à l'affaiblissement des croyances religieuses.

Sans doute nous n'adresserons pas de reproches aux siècles passés, de ne nous avoir pas laissé un héritage de connaissances médicales plus riche et plus certain que le leur, en trouvant de quoi expliquer ce retard par un aperçu général et philosophique de la marche des choses humaines. Il existe une loi immuable qui gouverne non-seulement les résultats matériels, mais aussi les progrès du génie humain; c'est seulement d'après cette loi que l'humanité marche toujours en avant, avec une tendance éternelle vers le progrès. Son mouvement, peu sensible pour les individus qui passent, peu remarquable pour les siècles, est encore trop rapide relativement à l'infini; toutes les sciences, issues du même tronc, se prêtent un appui mutuel, marchent en avant, et si quelques connaissances humaines restent en arrière, c'est comme dans la colonne victorieuse d'une armée, qu'importe si quelques individus ne suivent point sa marche progressive quand le corps entier s'avance. Nous ne nous étonnerons donc pas si les efforts de gens illustres n'ont pu donner à l'art de guérir plus d'extension que les lois éternelles de l'esprit du siècle ne le permettaient (1). Faute de grandes idées générales, on travailla à élaborer les détails, on appela, au secours de l'art de guérir, tout ce que l'imagination pouvait suggérer, en dónnant naissance à des systèmes plus ou moins poétiques. Beaux rêves! fantômes périssables! L'humanité souffrânte vous a salués avec espérance, vous deviez jeter un baume consolateur sur ses plaies saignantes, et vous les avez déchirées, envenimées, et la déception fut complète.

Il est naturel que l'erreur même amène souvent la vérité; ainsi, c'est la recherche du grand œuvre qui a donné naissance à la chimie. Certaines manipulations magiques ont amené probablement la découverte du magnétisme animal; l'astrologie contribua au perfectionnement de l'astronomie, et les erreurs

(1) Voyons ce que dit là-dessus l'Écriture :

1°. « Toutes les choses ont leur temps, et tout passe sous le « ciel après le terme qui lui a été prescrit.

2° « Il y a temps de naître et temps de mourir, temps de « planter et temps d'arracher ce qui a été planté.

3° « Il y a temps de tuer et temps de guérir....

L'Ecclesiaste, chap. iii.

3.

de l'ancienne médecine devaient nécessairement précéder la naissance de l'*Homœopathie*.

Puisque la fatalité des choses humaines le veut ainsi, il est excusable pour les individus et pour les siècles d'être imparfaits, et de commettre des erreurs; mais il est impardonnable, quand on se sent faible, de ne pas convenir de sa faiblesse, de son insuffisance, et de négliger les efforts qui pourraient faire acquérir de nouvelles lumières. Languir dans 'ignorance éternelle, imposer aux autres, par son aplomb et sa suffisance, voilà pourtant ce qu'on voit sans cesse ; il est malheureux d'être dans la servitude de l'esclavage; mais quand on porte le joug, soutenir qu'on est libre et indépendant, c'est le comble de la misère, c'est un blasphème envers la raison humaine.

Les réflexions sur l'histoire de la médecine confirment cette observation, que, dans toutes les branches scientifiques, l'esprit humain a toujours suivi trois méthodes distinctes : 1° la méthode *théologique ;* 2° *la métaphysique ;* 3° *la physique* ou positive. Ainsi, dans l'origine, les maladies étaient attribuées à la colère divine, aux châtimens des dieux, à la malice des esprits méchans. De là prennent naissance les offrandes, les prières, les conjurations, les exorcismes, que souvent la cupidité prolonge, et soutient jusqu'à ce que l'esprit humain, plus éclairé et plus hardi, ose s'affranchir de ces abus, en commençant à réfléchir et à analyser. Alors, fier d'avoir brisé la plupart de ses idoles et de ses préjugés, qui, hier encore, le faisaient trembler, il ne connaît plus de bornes à son audace; il veut tout comprendre, tout expliquer; et comme, par la violence de son élan, il se trouve au dehors de sa sphère, ne pouvant saisir le fil des mystères de la nature il leur substitue les fantômes de sa propre imagination. Celui qui ne s'arrête pas devant la prétention hardie d'expliquer l'essence de l'Etre suprême, ou même celle de sa propre organisation, pouvait-il ne pas vouloir, en médecine, reconnaître la cause intime et l'essence des maladies? qui, cependant, n'en reste pas moins problématique. Voilà l'origine de ces nombreux systèmes qui ont inondé la science.

Mais après avoir vogué à son aise dans le doute, après s'être heurté dans son vol audacieux contre mille obstacles, l'esprit humain, averti par la fatigue et la douleur, s'aperçut enfin que ce n'était pas là le chemin de la découverte des vérités; rentré en lui-même, il chercha par la voie de l'observation et de l'étude, par un raisonnement plus vrai, le mot de l'énigme de la nature. Déjà dans toutes les branches scientifiques, s'introduisent des modifications et des changemens salutaires. Partout on soumet les expériences à des contre-épreuves, et on refait l'ancien savoir. L'art de guérir, seul retardataire, attend que son heure soit sonnée.

L'origine de la médecine se cache dans l'antiquité la plus reculée. On peut supposer qu'elle commença avec l'humanité. La première maladie qui exigea et reçut des soins convenables, constitue une ère pour la médecine. Les vestiges de cette science, dans l'antiquité, ont toujours une origine céleste. Chez les peuples de l'Inde, chez les Égyptiens, les Grecs et les Hébreux, elle se mêlait aux préceptes de la morale et de la religion. Exclusive et mystique dans les mains de quelques individus privilégiées elle ne pouvait pas acquérir une grande perfection. L'usage de porter les malades dans les temples, de les entourer d'encens et de fumigation, d'interpréter leurs songes, enfin l'exposition de tables votives sur lesquelles on inscrivait les symptômes de la maladie et les remèdes présumés qui devaient contribuer à sa guérison, voilà les premières traces de la médecine scientifique et traditionnelle. Cependant, on voit déjà dans Homère, que des hommes à part étaient consacrés à l'exercice de la médecine; ainsi il rappelle les noms de *Podalyre*, et surtout de *Machaon*, tous deux habiles

chirurgiens, et leur voit faire usage de certains remèdes, tels que la mélisse, qu'ils appliquent sur les
blessures. Les Égyptiens paraissaient connaître les
vertus de la *scylle* et du fer contre l'hydropisie. Chez
les Grecs moins reculés, les *Periodentes*, les *Gymnasi-
arques* et les *Aliptes*, employèrent le *garou*, *l'euphorbe*
le *scammonée*, la *coloquinte* et la *bryone*. L'illustre
famille des Asclépiades s'occupa entièrement de la
culture de la médecine, pendant à-peu-près trois
siècles. Sept d'entr'eux furent connus sous le nom
collectif d'Hippocrate. Le dernier, fils d'Héra-
clide, surpassa tous les autres par son génie et par
ses connaissances; son nom est devenu immortel.
Considéré comme père de la médecine, il la ramena
sur le chemin de l'observation, il l'épura des fantai-
sies mathémathiques de *Pythagore*, du système chimique des quatre élémens d'*Empédocles*, du mécanisme des atômes d'*Anaxagore* et de *Démocrite*; il
devança son siècle et plusieurs siècles suivans, jusqu'à ce point que sa pathologie et sa séméïotique, de
même que plusieurs de ses procédés thérapeuthiques,
n'ont pas subi de changemens notables pendant deux
mille quatre cents ans. L'étude des signes maladifs
et l'art de pronostiquer sont admirables chez *Hippocrate;* il les a poussés à la perfection, et, après plus
de vingt siècles, la médecine du jour les reconnaît et

les professe. Les efforts qu'elle a entrepris pour leur développement, lui ont fait plus de tort qu'ils ne lui ont procuré d'avantage. D'ailleurs, il existe des preuves que ce génie observateur apercevait vaguement les lois des semblables (la base de notre doctrine) : témoin l'aphorisme que le vomissement se guérit par le vomissement : *Vomitus vomitu curatur.* Dans son traité de *Locis in Homine*, il avoue que les maladies se guérissent par les semblables : « *Per* « *similia adhibita ex morbo sanatur.* » L'aphorisme cinquante-deux, de la seconde section, observe, avec sagacité, combien les moyens forts et énergiques sont incompatibles et contraires à la guérison des maladies. Sur tous ces points, le père de la médecine semble entrer dans les sages préceptes de l'*Homœopathie*, soutenant que tout ce qui est surabondant est l'ennemi de la nature, et que tout ce qui s'opère petit à petit est sûr : « *Multum et derepente vacuare,* « *aut replere, aut calefacere, aut frigefacere, aut alio* « *quocumque modo corpus movere, periculosum est.* « *Enim vero omne multum (i. e. nimium) naturæ est* « *inimicum. Quod vero paulatim fit tutum est.* » Mais, quoique ce génie colossal et observateur eût tiré tant de vérités du néant, il en restait beaucoup à découvrir; car, outre les connaissances anatomiques et physiologiques du corps humain, si imparfaites avant la découverte de la circulation du sang, il lui fallait acquérir des notions exactes sur des médicamens dont le nombre était singulièrement restreint. L'absence de cette connaissance le força peut-être à mettre trop de confiance dans les forces médicatrices de la nature et dans ses aveugles efforts, dont il voulut toujours aider et imiter les tendances, en s'enfermant souvent dans une observation expectative. Du reste, ce grand homme n'a pu s'affranchir entièrement de l'influence de son siècle. Ses successeurs, s'écartant même du principe d'observation, et perdant de vue ce phare lumineux, finirent par noyer leurs efforts dans l'atrabile, la pituite et le sang. *Tessalus*, le premier, forma l'école dogmatique; fille de l'imagination, purement verbale et scholastique, cette école se brisa dans le prisme des subtilités dialectiques, et fut appelée plus tard , avec raison : *medicina nominalis, pure scholastica, fantasiae tantum filia.* On ressuscita, grâce à elle , les rêves de Platon et de Protagoras; les quatre élémens virent augmenter leur nombre jusqu'à dix. Sérapion, outré de ces abus, fonde l'école empyrique, qui certes apporta à la médecine plus de fruit, par son esprit observateur, que n'ont fait toutes les autres écoles (1) ; elle se soutint pendant long-temps et les

____

(1) Chez les Hébreux , peuple superstitieux , se disant émi-

noms illustres de Sydénham, de Morton, de Huxham, de Blagivi, de de Hahen , de Richter, de Huffeland, marquent avec éclat la fin de l'école empyrique. Il

nemment favorisé par Dieu, là, comme ailleurs, son origine fut théocratique; les livres saints de ce peuple renfermaient en même temps la philosophie, la morale, la législation et la médecine; on voit par ça et là la morale mêlée avec la prescription diététique : la Bible, ce beau et précieux monument de l'antiquité, nous en donne des preuves par les passages suivans :

19. « Usez comme un homme tempérant de ce qui vous est
« servi , de peur que vous ne vous rendiez odieux en mangeant
« beaucoup.

22. « Un peu de vin n'est pas plus que suffisant à un homme
« réglé ? Vous n'aurez point ainsi d'inquiétude pendant le som-
« meil , et vous ne sentirez point de douleurs.

23. « L'insomnie, la colique et les tranchées sont le par-
« tage de l'homme intempérant.

Eccles. chap. xxxi § iii.

Ces autres passages démontrent que l'état de médecin appartenait déjà à une classe d'hommes spéciaux et n'appartenait plus exclusivement aux prêtres; ils prouvent en outre le grand respect dont cette fonction était investie.

1°. « Honorez le médecin à cause de la nécessité, car c'est le
« Très-Haut qui l'a créé.

2°. « Toute médecine vient de Dieu, et elle recevra des pré-
« sens des rois.

3°. La science du médecin s'élèvera en honneur, et il sera
« loué devant les grands.

4°. « C'est le Très-Haut qui a produit de la terre tout ce qui
« guérit , et l'homme sage n'en aura point d'éloignement.

5°. « Un peu de bois n'a-t-il pas adouci l'eau qui était
« amère ?

6°. « Dieu a fait connaître aux hommes la vertu des plantes.

faut ajouter, au nombre des dogmatiques, Hérophile, qui le premier consacra comme principe, le mélange des médicamens. Erasistrate changea la thérapeuthique au gré de l'humorisme. Parmi les méthodistes plus réservés, on peut citer Asclaepiades, Thémison, Thessalius et Coelius Aurelianus. Nous

« Le Très-Haut leur en a donné la science, afin qu'ils s'hono-
« rassent dans ses merveilles.

7°. « Il s'en sert pour apaiser leurs douleurs et les guérir.
« Ceux qui en ont l'art en font des compositions agréables et
« des onctions qui rendent la santé, et ils diversifient leurs
« confections en mille manières.

11°. « Offrez à Dieu un encens de bonne odeur; et de la fleur
« de farine en mémoire de votre sacrifice, et que votre offrande
« soit grasse et parfaite et donnez lieu au médecin.

12°. « Car c'est le seigneur qui l'a créé et qu'il ne vous
« quitte point, parce que son art vous est nécessaire. »

Eccles. chap. xxxviii, § i.

Moïse paraît avoir connu les vertus médicales de plusieurs substances. Il existe certaines traces que Salomon a écrit un livre sur les médicamens, tiré de la nature, qu'Ezéchiel détruisit, pour ne pas laisser tomber le culte et le cérémonial de Lévites. Il paraît que l'hysop fut employé pour l'ablution des lépreux, témoin le cantique de David faisant allusion à la lèpre, qu'il compare à ses péchés, et dit au Seigneur : *asperges me hysopo.* Dans le chapitre xiii, on voit des règles diététiques concernant les femmes enceintes et la circoncision. Les lois de police médicale, contre la lèpre, caractérisent différens signes de cette maladie, pour lors si terrible; elles prescrivent la séparation des malades d'avec les individus sains, ordonne que les habits des premiers soient décousus et brûlés ; dans de certains cas seulement, ils devront être lavés plusieurs fois.

omettons les pneumatistes et les éclectiques, pour nous hâter de rendre hommage au génie spéculatif de Galien, qui, comme on l'a dit avec justesse, acheva le mal qu'il lui a été donné de faire. La médecine, chez les Arabes, fut absorbée par la cabale et par l'astrologie ; au moyen-âge, ne mérite-t-elle pas aussi d'être citée. Les découvertes et le perfectionnement de la chimie apportèrent tour-à-tour un bien assez faible et un grand mal à la médecine. On commença, dès-lors, à considérer l'admirable structure de l'homme comme une retorte, et on voulut manier les traitemens au gré des combinaisons chimiques ; le surcroît et la diminution de certains principes commencèrent à jouer le plus grand rôle dans la médecine. Plus tard, le grand Boerhave en fut outré et en sentit toutes les absurdités. Au XVIᵉ siècle, Paracelse brisa, le premier, le joug de la métaphysique et contribua beaucoup aux progrès (1) de la médecine. Les successeurs se je-

(1) La médecine cabalistique, astrologique, étaient en pleine vigueur en France, au xviᵉ siècle et au commencement du xviiᵉ. Les rois de France eux-mêmes, comme on sait, avaient un penchant déterminé pour la médecine ; par un simple attouchement des mains ils guérissaient les scrophules. Mais laissons expliquer la chose à M. David de Planis Campys, conseiller et chirurgien ordinaire du roi, en 1646. « Ces maladies (les « écrouelles) sont tellement communes en Espagne, que de « cent habitans, les quatre-vingts sont escrouelleux : ce qu'on

tèrent de nouveau dans les spéculations : ici nous mentionnerons Vanhelmont et Stahl, célèbres spiritualistes. Il est difficile de concevoir comment la

« void par expérience, que tous les ans il en vient plus de cinq
« cens vers nostre Roy très chrestien, luy demander auec larmes
« et prières le remède de leur santé. J'ay esté témoin occulaire
« pendant la vie de l'incomparable roy Henry III, de très glo-
« rieuse mémoire, comme en trois diverses fois il en toucha
« jusques à deux mille cinq cens, dont les deux mille et trois
« cens estaient Espagnols : ce qui cloira la bouche à tous ceux
« qui ont reuoqué en doute, qu'il fut vrayement catholique ro-
« main. Or je veux monstrer qu'il estoit bon chrestien, voir et
« très chrestien, aymé et chery de Dieu, lequel approuuait et la
« royauté et la foy de ce grand roy très chrestien, en ce que ceste
« vertu de guerir les escroüelles commença seulement à se ma-
« nifester en luy alors qu'il eut esté couronné et oingt du sainct
« huile commandant absolüment aux François en l'union de la
« saincte église catholique, apostolique et romaine. Mais pour
« prendre nostre argument de plus loing, il est à noter qu'auant
« Clouis, Pharamond ny les autres roys payens n'auaient pas le
« don de guerir des escroüelles, ny mesmes Clouis, sinon après
« qu'il fut baptisé et sacré de l'huile de la saincte ampoulle. Or
« ceste vertu ne s'est bornée à luy seul, car les roys chrestiens
« qui ont succedé légitimement à la couronne de France ont
« aussi succédé au sainct don de Dieu de guerir les escroüelles
« voire mesme detenus prisonniers, ainsi qu'il appert du roy
« François premier de ce nom, lors qu'il estoit prisonnier en
« Espagne, il guerissait les escroüelles des Espagnols et autres
« qui se présentoient à luy, ce que Dieu lui octroya selon ses
« misericordes accoutumées pour le consoler au temps de son
« affliction, l'asseurant, par ce moyen, que la prison ne lui
« pouuoit rauir ce qui luy auoit esté donné et conserué par
« grace et que la protection divine s'estend partout puissam-

découverte de la circulation du sang, faîte par l'immortel Harvey, tout en jetant une si grande lumière sur la physiologie, rendit si peu de service, du moins dans le commencement, à la médecine. Nous ne pouvons passer sous silence le nom célèbre de Haller, celui de Brown, ce météore de la médecine : utile et funeste à la fois, il serait trop long de parler de lui; peut-être aussi serait-ce blessant, car il en existe encore quelques-uns de ses sectateurs.

Telles furent, en peu de mots, les phases que parcourut la médecine. Les médecins eux-mêmes se sentirent fatigués de tant de recherches infructueuses, de tant de chimères bientôt dissipées; tantôt on revenait aux aphorismes d'Hippocrate, tantôt on se jetait dans l'éclectisme, cette méthode funeste (1) qui consiste à choisir tout ce que l'on croit le meilleur dans chaque système, rapsodie misérable et décousue,

« ment où ses serviteurs sont. Surquoy est à noter que ceste
« vertu ne naist pas naturellement auec nos roys, car il faut
« estre auparauant roy de France, et non seulement roy de
« France, mais très chrestien catholique, apostolique et romain;
« estre encore en la paix et communion de l'église, recevoir d'i-
« celle ceste unction sacrée d'où procede la vertu admirable de
« guérir; autrement ny l'attouchement ny les paroles pronon-
« cées par le roy ne seruiroient à rien. » (Voyez l'*Hydre morbi-*
« *fique exterminée par Hercule chimique.*)

(1) On a bien défini les insipides maximes d'éclectisme, en disant : « qu'il veut substituer les convenances aux convictions. »

moyen erroné toujours et partout, flétri même en politique. Déjà la législation de Solon obligeait chaque
citoyen, dans les troubles civils, de se déclarer pour
telle ou telle opinion, car, après tout c'est le seul
moyen de se tirer d'embarras ; c'est le seul pour reconnaître de quel côté est la vérité qui, toujours une
et seule, ne peut pas se trouver en même temps sur
plusieurs points diamétralement opposés. En défini-
tive, celui qui a recours à toutes les opinions n'en
a aucune, et par cela même il est sans valeur.
Il fallait donc un nouvel Archimède qui, par le
puissant lévier de son génie, fît enfin crouler cette
tour de Babel, où chacun parlait un langage inin-
telligible pour les autres ; il fallait renverser ce vaste
temple du Dieu de la santé, que la Divinité ne voulait pas habiter, et que les hommes n'osaient utiliser
ni abattre. Nous avons vu que, malgré la différence
des opinions, en systématisant la science, on sentait
toujours qu'il doit exister dans la nature une grande
loi harmonisatrice qui constitue le ressort mystérieux de l'organisme vivant, et certes, si la vie
physiologique et normale est soumise à une loi générale, immuable, selon laquelle s'accomplissent ces
phénomènes, les altérations de la santé, ou son état
négatif, doivent avoir aussi des règles universelles
qui dirigent le rétablissement de l'équibre troublé.
Sans cela la nature n'aurait pas cette grandeur, ni

cette unité que nous admirons en elle. Que dirions-
nous d'un pays où chaque province serait gouver-
née par des lois différentes, chacune en opposition
avec les autres? Les efforts de tant d'hommes illustres ont déjà préparé cette révolution en méde-
decine! Il a été réservé à notre siècle, si positif, de
reconquérir cette émancipation intellectuelle de
notre art. Deux hommes se sont présentés dans
l'arène, contemporains, tous deux vivans : Hahnemann et Broussais. Ils *furent* choqués de la langueur
et de l'incertitude de la médecine, ce chaos éternel,
et prétendirent, par leurs efforts, lui donner la stabilité d'une science positive. Plus d'une fois leurs idées
se sont rencontrées dans l'horizon des recherches, et
quoiqu'ils n'aient pas eu un bonheur égal dans leurs
découvertes, leur gloire est grande encore, et tous
deux ils ont droit à la reconnaissance de l'humanité.
Malgré les contrastes apparens qu'offrent les doctrines de ces deux hommes illustres et la différence des
moyens qu'ils ont employés, elles se rapprochent beaucoup quant au fond. Hahnemann, ayant découvert la
loi de l'individualisme malade, appuie sur cette base
toute la puissance de sa thérapeutique, qui doit correspondre à chaque aberration individuelle. Broussais,
considérant l'irritation dans tous ses degrés, dans
toutes ses nuances, comme la source unique de la
maladie, qui n'est selon lui *qu'une aberration de l'ac-*

tion particulière de chaque tissu (ce qui fait l'individualisme malade de Hahnemann), a voulu, par
l'appréciation des propriétés de cette irritation, se
frayer une route vers la thérapeutique. Le premier,
convaincu qu'une science appliquée ne doit se fonder que sur les phénomènes certains et immuables,
s'interdit de prime-abord toute supposition sur l'o-
rigine des maladies, et, guidé par l'observation, parvient heureusement à trouver les moyens curatifs.
Le second, également conséquent, mais moins heureux dans ses moyens curatifs, ne trouvant pas
possibilité d'éloigner l'irritation par les lumières de
l'anatomie pathologique, dont il a étendu si loin
les limites, est obligé de se contenter de ces moyens
dont le nombre est nécessairement restreint, mais
que l'expérience a démontré parfois efficaces : ainsi,
les évacuations sanguines, le régime sévère, les
bains, les lotions, ont formé toute sa puissance thérapeuthique. D'ailleurs, le mot d'irritation, ou d'inflammation, ne nous désigne absolument rien; pas
plus qu'il ne nous apprend quelque chose sur sa
nature intime. C'est donc le groupe des phénomé-
nes caractérisant un certain état, que nous appelons ainsi. Dussions-nous pénétrer jusque dans la
cause intime, jusqu'à son essence, nous ne serions
pas plus avancés, car il serait encore nécessaire d'a-

voir des moyens sûrs pour éloigner et combattre cet état. Les moyens étaient donc nuls en médecine, et les principes toujours erronnés. Comment trouver le fil d'Ariane, pour sortir de ce labyrinthe de systèmes, de ce chaos de matières médicales ? Il fallait de nouveau recommencer les expériences des médicamens, et entreprendre le travail que les siècles n'avaient pu accomplir. Un seul homme osa cela et toucha le but. Déjà sont posées les fondations d'un nouveau temple d'Esculape, digne de son Dieu, et capable de soutenir la grandeur dont le temps doit le revêtir. Cette tâche, si difficile, mais si belle et si glorieuse, appartient à Samuel Hahnemann, né sur la terre classique de l'Allemagne, qui fut toujours le berceau et l'asile des sciences ; et il suffit de se rappeler les noms de Faust, de Guttemberg, de Kant, de Schiller, de Gœthe (1), pour se sentir pénétré de vénération au souvenir de la terre qui leur donna la vie. Hahnemann complète dignement cette brillante série de noms illustres. Avant de rendre son nom célèbre par l'*Homœopathie*, il s'était fait connaître, dans le monde savant, par ses précieuses recherches chimiques et médicales, et il jouissait d'une

(1) On sait que Schiller et Gœthe n'avaient pas seulement le mérite des plus illustres poètes, car le premier fut un médecin distingué, le second, un savant naturaliste.

réputation européenne. Sans doute, comme tant d'autres, il pouvait s'endormir sur ses lauriers ; il savait, grâce à ses travaux, que son nom était déjà sauvé de l'oubli. Cependant, à cet âge même où les autres se sentent une tendance irrésistible pour la tranquillité et pour le repos, son génie actif, jeune et vigoureux, s'élança dans ce pays inconnu où personne, avant lui, n'avait jamais pénétré, pour orner son front d'une nouvelle auréole. C'est à la fin du siècle dernier, et au commencement de celui-ci, que l'*Homœopathie* fait dater sa naissance. En 1805, Hahnemann publia ses premières expériences sur les effets purs de vingt-sept médicamens dont il éprouva les vertus sur lui-même, sur sa famille et ses amis.

En 1810, parut son *Organon* de l'art de guérir, ou l'exposé systématique de sa doctrine. En 1811, fut publiée la première édition de la *Matière médicale pure* (1). Quelques-uns de ses élèves, dont les premiers furent *Stapf, Franz* et *Homburg* (décédé), quelques partisans de la nouvelle doctrine (2), par

(1) « Fragmenta de viribus medicamentorum positivis sive « in sano corpore humano observatis. »

(2) C'est en guérissant plusieurs médecins de maladies contre lesquelles l'ancienne médecine avait été sans la moindre efficacité et qu'elle avait laissés sans secours, que l'homœopathie se fit les partisans les plus chauds et les plus éclairés ; c'est ainsi

des expériences et des recherches multipliées, répandirent bientôt plus de lumière et plus de certitude sur l'*Homœopathie*. L'idée de cette découverte immortelle, dont l'humanité bénit déjà le résultat, fut inspirée à Hahnemann par une méditation sur les effets des médicamens appelés spécifiques, c'est-à-dire possédant la vertu de guérir la pluralité de certains cas maladifs d'une manière constante, comme cela existe, par exemple, dans la puissance fébrifuge de la *quinine*, pour certaines espéces de fièvres intermittentes, et dans celle du mercure pour la guérison des maladies vénériennes. Grâce à l'évidence des faits, malgré ses opinions et ses systèmes, l'ancienne médecine s'était vue forcée d'admettre cette classe de médicamens, et d'en former une subdivision sous le nom de spécifiques, restreinte à la vérité, mais dont l'existence était incontestable. Néanmoins, tout en se servant de leurs effets pour la guérison des maladies, elle n'avait jamais pu se rendre compte de la manière dont ils agissent, et les avait réunis sous la vague dénomi-

que s'opéra la conversion du docteur Necker, médecin distingué, atteint d'une maladie de poitrine, qui plus tard répandit àNaples les bienfaits de l'homœopathie ; il rend un compte détaillé de sa guérison, dont il était venu à désespérèr complètement. Ainsi fut rétabli également le docteur Aegidi.

nation de *spécifiques*, qui ne désigne absolument
rien. C'était moins que l'empyrisme, à côté de cette
prétention qu'elle a d'être rationnelle, et dont elle
est si fière. — Hahnemann, en profond observateur,
voulut trouver et comprendre enfin la cause de
cette faculté spécifique ; il commença ses expériences par la quinine : après avoir pris cette substance ,
il éprouva des symptômes connus aux fièvres intermittentes ; cela lui donna des soupçons sur la manière d'agir de cette substance, il voulut savoir si
cette efficacité ne dépend pas de l'analogie des symptômes qu'elle provoque avec ceux que la maladie
fait naître ? Les expériences consécutives et répé-
tées sur les autres médicamens , avec autant d'exactitude que de sagacité , changèrent ses soupçons en
certitude : l'œuvre immortelle fut achevée, et Hahnemann pouvait dire avec Horace :

« *Exegi monumentum œre perennius.* »

Mais là, ne devait pas se borner toute sa gloire
et tout le mérite du service immense qu'il a rendu
à la science et à l'humanité : l'application judicieuse
de ces principes l'amena à la découverte de la
dynamisation des médicamens, sans laquelle la
première fut restée incomplète. Cependant, vers
l'année 1816 , l'*Homœopathie* , bien qu'elle ait été

constamment triomphante des maladies aiguës ,
éprouvait des difficultés inexplicables, quant à la
guérison des maladies chroniques; la disposition de
certains symptômes et les améliorations obtenues
ne faisaient pas disparaître radicalement le mal ,
qui souvent se montrait encore , et cela à la moindre occasion. Cette tenacité de certaines maladies
redoubla le zèle infatigable de Hahnemann , qui
tourna ses recherches vers les miasmes morbides ;
car les miasmes, soit qu'ils aient été acquis indivi-
duellement, soit qu'ils se trouvent transmis par les
lois héréditaires, ont des effets inévitables une fois
qu'ils ont pénétré dans l'organisme, où ils peuvent
rester durant des années à l'état latent; mais ils s'é-
veillent à la moindre occasion, et donnent une opiniâtreté désespérante aux maladies ordinaires.
L'auteur de l'*Homœopathie*, ayant reconnu trois espèces de miasmes, savoir : le *psorique*, le *syphilitique*
et le *sycotique,* leur opposa une nouvelle série de
médicamens efficaces, sans sortir des principes de
sa doctrine. Il publia, en 1808, ses recherches sur
les maladies chroniques. Dès-lors , les traitemens
furent facilités d'une manière surprenante. Ce sujet,
ainsi que celui de la dynamisation des médicamens,
sera pour nous l'objet de réflexions spéciales dans
le cours de cet ouvrage. Ici, parlant historiquement,

il suffira de dire que l'étrangeté de cette découverte
et les faits nombreux qui venaient immédiatement
à son appui, éveillèrent la haine, la jalousie, toutes
les passions enfin que suscite l'intérêt personnel.
La gloire que Hahnemann s'était acquise antérieu-
rement, ne put pas même le préserver de la persécution, et cette persécution se présenta sous toutes
les formes. Ainsi, on ne se contenta pas de répandre
la calomnie et le sarcasme sur l'auteur de l'*Homœopathie* et sur ses partisans, on alla plus loin, on voulut interdire le libre exercice de ce système en
Allemagne, particulièrement dans le grand duché
de Hesse, où une pétition, adressée à la chambre
par plusieurs communes, réclama le libre exercice
de l'*Homœopathie*. Une commission fut désignée,
en 1833, pour faire une enquête et examiner la
chose de nouveau. Voici quelques extraits du rapport du député Schachs, parlant à la chambre au
nom de la commission.

« L'homœopathie (1), dit l'honorable député, ne doit nais-
« sance ni à l'esprit d'innovation, ni à l'enthousiasme. Egale-
« ment éloignée du charlatanisme et du mysticisme, elle con-
« stitue une doctrine véritablement médicale. Ce ne sont pas

(1) Nous citons ce document comme preuve de la persécution qu'éprouva
la nouvelle doctrine ; nous l'offrons aussi comme une indication de l'impartialité et de la justice qui honorèrent la chambre et la commission. Il ne nous
reste qu'un regret, c'est de ne pouvoir le reproduire entièrement.

« les principes de la métaphysique qui l'ont enfantée , mais
« bien l'expérience , par les lumières de laquelle elle n'a cessé
« de faire depuis des progrès.

« Les découvertes de Hahnemann ne sont pas entièrement
« isolées dans le monde scientifique. Comme tout ce qui agran-
« dit les réalités , le champ du savoir humain , elles se ratta-
« chent aux observations des temps passés, en sorte que la mé-
« decine nouvelle n'est nullement séparée de l'ancienne par
« un abîme ; elle doit seulement être considérée comme un pas
« fait en avant , comme un simple progrès. Cette proposition
« exige quelques développemens.

« Les opinions accréditées , par rapport au siège de la vie ,
« ont toujours exercé une grande influence sur les doctrines
« médicales. On a changé de système et de principes en méde-
« cine, suivant qu'on a logé les esprits vitaux dans les solides
« ou dans les humeurs, suivant qu'on en a placé le foyer dans
« le sang ou le cerveau , suivant enfin qu'on a rattaché la vi-
« talité aux parties mêmes du corps, ou à un principe immaté-
« riel, indépendant des organes. C'est dans ce dernier temps
« seulement que les découvertes extraordinaires des physiciens
« ont fait transporter l'idée de la vie du monde organisé dans
« le monde inorganique, même dans l'univers entier , et que,
« pour arriver à une formule générale, embrassant tous les ca-
« ractères de la vie , on s'est vu contraint de dire qu'elle offre
« une multitude de nuances, variées à l'infini, suivant les sub-
« stances et les organes par l'intermédiaire desquels elle frappe
« nos sens, mais que partout elle se manifeste comme une force
« de réaction.

« Cette réaction avait été aperçue depuis long-temps dans les
« maladies, et on la connaissait déjà au temps d'Hyppocrate ;
« aussi plusieurs médecins philosophes avaient posé en prin-
« cipe , que l'art doit seconder la nature, c'est-à-dire la réac-
« tion de la vie. Mais il paraît qu'ils s'étaient trompés en re-
« gardant les phénomènes morbides comme la maladie elle-
« même, et la réaction de la vie comme infaillible. De là vint

« qu'en croyant aider la nature , ils étaient presque toujours,
« à leur insu , en contradiction avec elle, soit qu'ils combatis-
« sent la maladie par des moyens agissant en sens inverses ,
« soit que déployant contre elles des ressources, pour ainsi dire
« stratégiques , ils cherchassent à lui faire quitter son siège, en
« provoquant ailleurs d'autres affections , en irritant ou en af—
« faiblissant quelque organe spécial , ou l'organisme entier.

« De tels procédés antipathiques et allopathiques donnaient
« lieu à certains phénomènes singuliers, qui constituaient
« des faits positifs, mais dont il était difficile de se rendre
« raison, ou qu'on se trouvait réduit à expliquer par des locu-
« tions générales. Ces phénomènes confirmaient souvent d'une
« manière surprenante les vieux dictons populaires : « *le chaud.*
« *veut être combattu par le chaud, et le froid par le froid.* »
« Des maux considérables cédaient, parfois, à des moyens qui,
« jugés d'après ce qu'on savait de leur composition chimique ,
« auraient semblé devoir convenir dans des cas précisément op-
« posés. Certaines substances manifestaient aussi la singulière pro-
« priété de faire naître les maladies mêmes qu'elles étaient aptes
« à guérir, comme le *soufre,* par exemple, qui suscite et guérit des.
« éruptions cutanées. On avait des exemples de diarrhées arrêtées
« par un fort purgatif et de sueurs supprimées par un sudori-
« fique. Un épileptique avait été guéri par un remède dont l'ef-
« fet fut d'abord de rendre les accès plus violens; et il avait été
« bien reconnu que l'éponge brûlée, qui diminue le volume des
« goîtres, détermine les gonflemens des glandes du cou. Ces phé-
« nomènes, qu'on regardait comme des exceptions à la règle ,
« comme des anomalies, fixèrent l'attention de Hahnemann,.
« et le mirent sur la voie d'une série d'expériences. Il voulut
« savoir pourquoi les médicamens qui les offraient semblaient
« ainsi se trouver en contradiction avec eux-mêmes , et si, in-
« dépendamment du soufre, du poison, du mercure, etc. , la
« nature ne renfermait pas d'autres substances encore capables
« de faire naître chez l'homme en santé, les symptômes des af-
« fections qu'elles sont aptes à guérir chez les malades. Le quin-

« quina lui fournit un nouvel exemple de cette propriété, et
« suscita chez lui des accès fébriles. Une fois engagé dans cette
« route , il la suivit avec persévérance. Il crut reconnaître que
« les médicamens exaspéraient la maladie avant de la guérir et
« que, dans bien des cas, c'était moins cette dernière que l'im-
« pression produite par eux qu'on avait à combattre. Il vit sou-
« vent le quinquina épuiser les forces de certains individus, quand
« on s'attendait à les voir se relever , et le mercure exercer de
« grands ravages sur l'économie animale. Ces effets, dans les-
« quels la tradition ne faisait envisager que des maladies consé-
« cutives, il se sentit contraint à les considérer comme autant
« de produits des remèdes. Dès-lors l'idée de la vie , c'est-à-
« dire d'une pure force de réaction, s'offrit à lui sous un point
« tout nouveau, et avec une si admirable clarté, que, cessant
« d'apercevoir la maladie elle-même dans les phénomènes
« morbides, il n'envisagea plus ceux-ci que comme un indice
« de soulèvement de la force vitale contre elle. Les idées jus-
« qu'alors accréditées se retournèrent donc, en quelque sorte ,
« dans son esprit. Combattre le mal devint à ses yeux un acte
« contraire à la nature; il pose en principe : qu'on doit agir
« dans le sens de la maladie pour la guérir, et que les meilleurs
« remèdes sont ceux qui ont la propriété de provoquer une af-
« fection analogue, ou, pour s'exprimer mieux, d'imprimer une
« direction analogue à la réaction de la vie. Ceux-là , en effet,
« peuvent seuls atteindre au siège de la maladie et agir sur lui.
« Cependant, après les avoir essayés sur des hommes bien por-
« tans , le médecin doit les employer de telle sorte qu'ils ne fas-
« sent qu'accroître un peu l'excitation de la force vitale , et
« pour cela les prescrire, non pas aux doses qui ont été usitées
« jusqu'ici, mais en quantités bien plus petites, et après leur
« avoir fait subir un genre particulier de préparation, parce que
« les organes sont infiniment plus accessibles aux irritations ho-
« mœopathiques. Telles sont , et l'origine, et les bases fonda-
« mentales de l'homœopathie....

« Il y a deux siècles que *Montaigne*, ennemi de la médecine,

« s'exprimait à peu près ainsi : « De tout cet amas des médica-
« mens ayant fait une mixture, un breuvage, n'est-ce pas quel-
« que espèce de rêverie d'espérer que ces vertus s'allient, divi-
« sant et triant de cette confusion et mélange, pour courir à
« charges si diverses? Je craindrais infiniment qu'elles perdis-
« sent ou échangeassent leurs étiquettes et troublassent leurs
« quartiers. »

« Le vieux sceptique aurait probablement mieux aimé les
« substances simples, et les idées de Hahnemann l'auraient peut-
« être rendu partisan de la médecine, tandis qu'il en fut tou-
« jours le malin détracteur.

« Le conseiller Kopp de Hanau, homme plein de réserve, de
« sage critique et d'équité, médecin distingué, a donné en 1852
« les résultats de ses expériences sur l'homœopathie. Les faits
« y sont rapportés sans emphase, tous les jugemens partent
« d'une logique sévère, et le style annonce un amour ardent de
« la vérité, une conviction profonde. Comme on voit claire-
« ment que, pendant six années de recherches sur la nouvelle
« doctrine, l'auteur n'a point abandonné l'ancienne, mais bien
« qu'il s'est efforcé de conseiller, par un éclectisme circonspect,
« ce qui lui semblait bon dans l'un et dans l'autre système,
« nous pouvons avoir confiance en lui quand il signale les diffé-
« rences et les analogies, les côtés forts et les côtés faibles des
« deux doctrines.

« Il reconnaît formellement l'exactitude de la découverte, en
« ce qui concerne l'atténuation, presque indéfinie, d'un grand
« nombre des substances médicamenteuses; il assure même y
« avoir souvent eu recours avec succès. Si j'étais appelé à pro-
« noncer comme juré (ce sont là ses propres termes), ma
« conscience ne me permettrait pas de m'exprimer autrement :
« oui, les décillionièmes déploient des vertus curatives déter-
« minées.

« Qui de nous voudrait nier un pareil témoignage? Quel mé-
« decin, théoricien ou praticien, oserait attaquer une telle dé-
« claration, fondée sur l'expérience, autrement qu'à l'aide de

« faits contraires également fournis par l'observation ? Et com-
« ment arriver à ce résultat, sinon en répétant et multipliant
« les essais homœopathiques? C'est donc au temps seul qu'il ap-
« partient de résoudre complètement la question.

« Jusque là contentons-nous de reconnaître que la doctrine
« de Hahnemann est conséquente, simple et facile à concevoir,
« qu'elle part de l'expérience, pour établir des lois naturelles ;
« qu'elle fonde de nouvelles expériences sur ces lois, et qu'elle
« s'élève empiriquement dans le domaine des forces invisibles
« pour s'en rendre maître et les appliquer au soulagement de
« l'humanité souffrante.

« Et quand bien même le sentiment de s'être élevé si haut
« inspirerait peut-être une confiance trop hardie et trop de dé-
« dain pour les services qu'ont rendus les anciennes écoles ;
« quand même la loi homœopathique *similia similibus,* mar-
« cherait en frère à côté de l'ancien précepte *contraria con-*
« *trariis,* il y aurait encore bien des choses vraies et utiles
« dans les découvertes de Hahnemann : la proscription des mons-
« trueux mélanges de médicamens, la préparation des sucs vé-
« gétaux frais, la méthode d'essayer les médicamens et de con-
« stater la durée de leur action, l'accroissement considérable
« du nombre des spécifiques, la distinction entre les effets pri-
« mitifs et les effets consécutifs des remèdes, le signalement des
« maladies médicamenteuses, enfin l'art de faire beaucoup avec
« peu ou du moins de ne pas violenter la nature. Tous ces
« points sont d'une telle importance, que, grâce à eux, une ré-
« forme, au moins partielle, de la médecine paraît être inévi-
« table. — L'homœopathie prendra un rang très-élevé parmi
« les systèmes médicaux, aussi sûrement que le nom de Hah-
« nemann deviendra immortel.

« Nous vivons dans un temps où les productions du génie ne
« sont pas proscrites, pour cela seul qu'elles ont un air étrange.
« On doit pardonner aux anciens d'avoir admiré comme mi-
« racles, ou d'avoir exercé comme pratiques de sorcellerie, tou-
« tes les innovations qu'ils ne comprenaient pas. Les décou-

« vertes modernes de la physique nous ont accoutumés à l'ex-
« traordinaire. Qui a vu les plaques superposées d'une pile vol-
« taïque émettre une force invisible, assez puissante pour
« fondre le fer sans feu, et réduire l'eau à ses élémens gazeux,
« rejettera par examen les principes spirituels des médica-
« mens et l'idée hardie de les faire servir à diriger la réaction
« aveugle de la force vitale dans les maladies. Il y a maintenant,
« pour le faire, trop d'exemples de la sévérité avec laquelle la
« postérité juge ceux qui s'empressent de ridiculiser les grandes
« découvertes. Aujourd'hui Galilée ne serait plus réduit à se ré-
« tracter, et l'inoculation n'aurait plus rien à craindre des par-
« lemens. L'Angleterre s'honora elle-même le jour où elle com-
« prit qu'elle devait honorer l'inventeur de la vaccine ; mais si
« une chambre allemande n'a pas les moyens d'imiter la géné-
« rosité du parlement britannique, elle peut au moins témoi-
« gner son estime pour Hahnemann, ne fut-ce qu'à cause de l'o-
« riginalité et de l'élévation des vues de l'illustre vieillard. »

Mais retournons un peu en arrière pour voir les
progrès de l'*Homœopathie* en Allemagne et dans l'Europe entière ; rappelons ces noms glorieux, ces principes désintéressés des médecins philantropes qui,
bravant l'opposition et les sarcasmes de leurs adversaires, n'ayant devant les yeux que leur haute mission, ont propagé et répandu les bienfaits de notre
doctrine sur tous les points du globe.

En 1823, Stapf fonda les *Archives de la Médecine
homœopathique* ; en 1830, Trinks, de Dresde, et
Hartlaub, de Brunswick, rédigèrent les *Annales de
la Médecine homœopathique* ; Schweïkert fit paraître,

à la même époque, la *Gazette de la Médecine conforme à la nature* ; Rummel, Hartmann et Gross fondèrent la *Gazette homœopathique universelle*. Le projet connu, en 1829, d'établir une clinique homœopathique à Leipsick, fut exécuté en 1832 : on fit l'achat de la maison consacrée à cette destination. Maurice Müller, Haubold et Hartmann acceptèrent des places gratuites de directeur et d'assesseurs. Le 23 janvier 1833, Schweïkert, comme mandataire des fondateurs, fit l'ouverture solennelle de l'établissement, et, dès le lendemain, on reçut des malades. Le 12 février, on forma le cabinet de consultation pour les pauvres. Plus tard, le compte-rendu des traitemens et des guérisons est publié sous le titre d'*Annales de l'Hôpital homœopathique*. Parmi les praticiens célèbres de l'*Homœopathie* en Allemagne, outre ceux dont nous avons mentionné les noms, on peut citer Bœnninghausen, Brunow, Caspari, Franz Griesselich à Karlsruhe ; Haas, Huffland, Krugenhausen, Kopp, Kiesselbach à Hanau ; Lux (vétérinaire homœopathe), Lichtenfels, Marenzöller, Schmidt, Lowe, Wrecha à Vienne ; Muhlenbéin à Brunswick ; Richter, Rückert, Stükler à Berlin ; Weber, Widumann à Munich ; et une foule d'autres dont les noms nous échappent.

Les autres pays participèrent aux bienfaits de

l'*Homœopathie*. De la Saxe, elle gagna la Prusse, l'Autriche, la Bohême et la Hongrie. En 1825, elle se répandit en Pologne. En 1827, le docteur Bigel, médecin du grand-duc Constantin, publia, en français, trois volumes consacrés à l'examen théorique et pratique de la méthode curative du docteur Hahnemann. Le docteur Wolff, illustre praticien de Varsovie, adhéra à la nouvelle doctrine, et l'exerça en 1829. Le docteur Galkowski défendit, à Cracovie, une thèse inaugurale sur l'*Homœopathie*. Le docteur Domher l'exerça dans le palatinat d'Augustow, et fut secondé par plusieurs autres praticiens.

En Russie, l'*Homœopathie* fut introduite par les docteurs Zimmermann et Hermann. Ce dernier fut envoyé, en 1828, par l'ordre du gouvernement, à Tulczin, en Podolie, pour y établir et diriger un hôpital militaire homœopathique. Nous avons appris plus tard, par la voie des journaux, qu'une ordonnance impériale a prescrit l'organisation de toutes les pharmacies militaires, d'après le système de Hahnemann.

En Autriche, à la même époque, le gouvernement, avant d'approuver l'*Homœopathie*, désigna huit professeurs de l'académie de Joseph, dans le but d'en faire des expériences officielles.

A Naples, la nouvelle doctrine fut connue en 1826, par les soins du docteur Necker. En même temps, le docteur Pecillo Rocco publia ses réflexions au sujet de l'*Homœopathie* (1). Il fut précédé par Schœnberg (2). Le médecin du roi, le docteur Cavaliere de Horatiis, devint partisan zélé des principes dont nous nous rendons ici l'interprète (3), et, grâce à ses soins, la clinique homœopathique fut établie par ordre du souverain. A Rome, l'*Homœopathie* fut exercée par le docteur Palmieri Prof., Tagliavini d'Ascoli.

En Sicile, l'*Homœopathie* fut répandue par le docteur Trancina, élève du docteur Mauro, célèbre homœopathe établi à Naples. Les plus illustres praticiens de Palerme embrassèrent la doctrine de Hahnemann, tels que les docteurs Bartoli, Di Blazj, Gulli, Pizzoli, et ils en devinrent zélés propagateurs. On forma aussi une société homœopathique à Messine, cette ville antique et célèbre, où un par-

(1) Tentativo accademico per conciliare le discordi opinioni sui principi contraria contrariis et similia similibus. — Napoli, 1836.

(2) Il sistema medico del d'Hahneman. — Napoli, 1822.

(3) *Saggio di clinica.* Essais cliniques à l'hôpital de la Trinité à Naples, 1828, in-4°. — Effemeridi di medicina omeopatica compilate da una società di medici sotte la direzione del professor Cosmo de Horatiis. Napoli, 1829, 1830.

tisan illustre et dévoué, Général Caraffa, fit triompher l'*Homœopathie*, que le docteur Scuderi, élève
de la faculté de Paris, exerce avec gloire.

En Angleterre, l'*Homœopathie* commence à se répandre, bien que nous croyons que là ses succès seront plus tardifs qu'ailleurs, en raison des abus de
médicamens que font les Anglais, et du régime trop
stimulant, trop épicé, dont il leur est difficile de se
défaire. La *Revue d'Édimbourg* porta un jugement favorable à l'*Homœopathie*. Les docteurs Quin Buello-
mini et Curie l'exercent à Londres.

La Suisse compte beaucoup de praticiens illustres
dévoués à l'*Homœopathie*. Genève, particulièrement,
possède une société homœopathique, sous la prési-
dence du docteur Dufresne (1), dont les nombreux
travaux scientifiques portent cette brillante empreinte
du génie soutenu par une vaste érudition. Il est,
d'ailleurs, dignement secondé par le docteur Pes-
chier, tandis que la *Bibliothèque homœopatique*, ouvrage remarquable, sert à la propagation des vérités
dont tant de gens habiles voudraient voir enfin s'o-
pérer le triomphe.

L'Amérique, entre autres, possède un illustre partisan de la doctrine de Hahnemann, dans la personne
du docteur Heering. La France compte déjà une

(1) Dont nous déplorons la perte récente.

foule de praticiens distingués homœopathes. Le premier noyau de l'*Homœopathie* fut formé à Lyon, par le docteur Comte de Guidi. Plus tard, elle se répandit dans plusieurs villes. Ainsi, Altkirch, Bordeaux, Colmar, Châlons, Dijon, Grenoble, Limoges, Luxeuil, Mulhouse, Nîmes, Riom, Roanne, Thann, Vesoul, Vienne, etc., possèdent des médecins homœopathes. Nous sommes témoins oculaires que la capitale, qui, il y a cinq ans, en comptait à peine trois ou quatre, en possède aujourd'hui plus de vingt. Des considérations de pure convenance ne nous permettent pas de citer leurs noms, qui sont d'ailleurs connus du public.

En reproduisant ici tant de noms célèbres appartenant à des médecins étrangers, nous avons voulu démontrer, par ce seul fait, que l'*Homœopathie* n'est pas un système obscur, produit d'un cerveau spéculatif, comme il en existe tant d'autres, mais bien une école réformatrice, fondée sur la logique et l'expérience; qu'elle a trouvé adhésion et assentiment complet sur tous les points de l'Europe. Il est impossible qu'un vertige se soit emparé, à la fois, de tant de têtes pensantes, et qu'une erreur trouve tant de retentissement. N'est-il pas plus naturel de croire, que certains corps savans, certains scribes et pharisiens de la médecine, blâment l'*Homœopathie*, comme ceux de l'Évangile blâmaient les actes de la vertu et de la vérité, qui les démasquaient? Nous espérons, dans le cours de cet ouvrage, faire justice de ces déclamations puériles, ou tout au moins sophistiques, et nous prouverons qu'il existe partout des escamoteurs d'idées qui savent détourner de leur sens véritable les principes et les droits les plus sacrés! (1)

(1) Parmi les personnages remarquables qui ont accordé leur confiance à l'*Homœopathie*, nous pouvons citer :

S. M. la reine d'Angleterre. Elle se confia dernièrement à l'*Homœopathie*. Les journaux de Paris ont annoncé le passage d'un homœopathe distingué de l'Allemagne, se rendant à Londres pour donner ses soins à S. M.

S. M. le roi de Prusse, sentant ses maux empirer, a appelé auprès de sa personne le docteur homœopathe Necker, et elle lui confia le soin de sa santé, qui, à l'époque où nous écrivons, ne laisse, dit-on, rien à désirer. Le docteur Necker jouit de la même confiance auprès de toute la famille royale.

A Florence, la reine-mère n'a jamais voulu admettre, pour son usage particulier, l'ancienne médecine, et elle s'est confiée aux soins du docteur homœopathe Romano.

L'ex-vice roi d'Irlande, le marquis d'Anglesea, a rétabli sa santé perdue, en suivant le traitement homœopathique. Il lui a été administré par le docteur Mauro.

Le docteur Smith a établi, sous les auspices de la duchesse de Lucques, une clinique homœopathique de quarante lits, qui a été formée avec l'assistance du docteur Nuccarini.

La famille du prince de Metternich reçoit les soins du docteur Marenzeller, célèbre homœopathe à Vienne.

L'illustre Campbell et sa famille ont pour leur médecin le

Qu'avons-nous fait, dans ces derniers siècles, et surtout dans ces derniers temps, pour les progrès de notre art? Rien et absolument rien. N'est-il pas honteux d'avouer que, parmi les milliers de médecins de l'Europe, à peine quelques-uns travaillent véritablement pour les progrès de notre art, et que le reste dort dans une oisive indolence. On s'occupe de ses petits intérêts, exploitant, du reste, ce peu de connaissances, souvent fausses et erronées, que nous ont laissées nos ancêtres. Nous ne demandons pas que chaque médecin soit un novateur, un chef d'école (Dieu nous en préserve); nous ne prétendons point que chaque jour on découvre quelque chose de nouveau, mais il y a de ces élémens qui gisent depuis des siècles, et qui n'ont besoin que d'être précisés et coordonnés, chose bien exécutable, et cependant non exécutée. Nous mettons ici de côté l'*Homœopa-*

docteur Luther, homœopathe; et certes, si lord Byron eût été traité par l'*Homœopathie*, nous n'aurions pas à pleurer la perte irréparable du plus grand des poètes modernes, mort, à la fleur de l'âge, d'une fièvre dite rhumatismale, qu'on avait traitée maladroitement, d'abord par les sudorifiques, et ensuite par une saignée qui perdit le malade. Byron, cependant, résistait de toutes ses forces, et on lui entendait citer les paroles du docteur Reid, disant: « *qu'on a commis moins de meurtres par la lance que par la lancette.* » Le poète semblait deviner, bien à l'avance, ces tristes résultats de la médecine allopathique, car il appelait la lancette « *l'instrument mesquin de grands maux.* »

thic ; mais dans les élémens de vos systèmes routi-
niers, dans les chaos de vos matières médicales,
n'avez-vous pas beaucoup à faire ? Préciser les doses,
la forme (1), les vertus des médicamens (qui vous
sont entièrement inconnus), la durée de leur action,
dont l'idée même n'est jamais venue à personne ;
rayer ces ridicules classifications qui ne servent qu'à
la propagation des erreurs. Vous tous qui usurpez
les noms de sommités et de célébrités médicales,
ainsi que vous, messieurs de l'Académie, si, au lieu
de nous jeter vos encyclopédies, vos dictionnaires
des sciences médicales et les autres livres de
cette espèce, vous vous occupiez des points importans de la science, elle serait bien plus avancée ; car,
enfin, en blâmant ce que vous ne connaissez pas,
déclarez-nous au moins quelle est votre foi médicale, quel est le système, quelle est la méthode

(1) La forme des médicamens est une chose des plus importantes : souvent la force d'un agent et son influence sur l'organisme dépendent uniquement de la forme et changent avec elle. Le
gaz carbonique si nuisible, étant répandu dans l'air au point
de provoquer la mort immédiate (en paralysant, dit-on, les nerfs
intercostaux), ce même gaz, comprimé dans un liquide, dans
l'eau de Seltz, dans le vin de Champagne, donne une boisson, sinon toujours saine, du moins agréable. Comment se fait-
il que ce même système nerveux sur lequel ce gaz agit si vio-
lemment dans une autre circonstance, mis en contact immédiat,
ne produise pas les mêmes résultats? donc tout ici dépend de la
forme.

que vous reconnaissez comme bonne et efficace? Est-ce le Brownisme, le Rasorisme, le Broussaïsme? · est-ce l'éclectisme? Dites-nous : « *Voilà le chemin que nous approuvons.* » Mais, malheureusement, vous ne pouvez pas; vous n'avez aucune foi médicale, aucune religion; c'est une oligarchie sans pareille. Après les recherches les plus minutieuses, après avoir feuilleté ceux de vos auteurs qui sont le plus recommandables, nous étions forcés de conclure que vous ne saviez pas où vous êtes ni où vous voulez arriver. Nous lisons chaque jour votre approbation de certaines *pilules*, certains *biscuits*, certaines *capsules* et *pâtes*, mais ce n'est pas là un système, ni une école.

IDÉE GÉNÉRALE ET PHYSIOLOGIQUE
DE LA VIE.

En jetant un coup-d'œil philosophique sur l'univers, nous observons une harmonie éternelle, la tendance de tout ce qui existe vers un but déterminé, quoique ce but échappe à nos conceptions. Là où l'ignorance et la simplicité n'aperçoivent que des contrastes, l'œil scrutateur du philosophe trouvera l'affinité et l'analogie. En effet, sans cette unité harmonisatrice, comment la marche régulière de l'univers pourrait-elle s'effectuer? Nous le voyons, notre monde constitue une unité, un tout, pour ainsi dire, dans lesquels se confondent toutes les parties qu'il contient, comme lui-même à son tour constitue une partie de l'univers. Cette pensée s'applique non-seulement aux êtres que nous appelons *vivans*, mais encore à tout ce qui compose le monde matériel. Les forces elles-mêmes, qui font le principal ressort de l'existence, s'assujétissent à cette loi d'harmonie universelle. Appliquons à présent cette idée générale aux êtres vivans, à l'individualisme

organique, qui est l'objet de nos réflexions ; ou plutôt encore, analysons l'espèce humaine, comme oc-
cupant la plus haute place dans l'échelle des êtres
organiques ; car certes, si l'homme n'est pas l'unique but de la création (comme notre vanité nous
porte souvent à le croire), il est incontestable qu'il
occupe le point culminant, et pour ainsi dire cen-
tral, autour duquel se groupent les êtres secondaires. L'homme donc, comme résultat et comme
moyen de l'harmonie universelle, est nécessairement soumis à ses lois dans l'intérieur de son organisme. C'est l'harmonie qui constitue la condition
essentielle de sa vie, elle précède même son existence, car il faut un concours unanime de deux
êtres d'un sexe différent, et dans des conditions favorables, pour procréer.

C'est par les lois de l'harmonie, de l'unité dans
la tendance, que la vie individuelle se développe, et
finit par sa dissolution complète individuelle, pour
jouer un nouveau rôle dans l'harmonie universelle.

Cette idée était familière aux anciens philosophes,
et ils l'expriment par leurs Μακρο et Μυκροκοσμός, considérant l'homme comme un petit univers, un
monde individuel, ou, si l'on aime mieux, comme
une miniature du grand monde, où toutes les parties ont une tendance caractérisée, ayant pour but le
soutien de l'harmonie de l'individualisme organique.

Pour être plus facilement compris de ceux à qui les lois physiologiques générales sont étrangères, nous jetterons un coup-d'œil rapide sur la vie organique, dont la connaissance est absolument nécessaire, si l'on veut comprendre les sciences médicales. Les médecins nous pardonneront la répétition des vérités qui leur sont connues.

Pour se faire une idée de la vie organique, deux conditions sont essentiellement nécessaires : *la force* et *la matière*, dans l'état des combinaisons organiques ; car si la force, considérée d'une manière abstractive, échappe à nos recherches, si elle n'est qu'un roman, qu'une pensée incapable de nous manifester son existence, la matière aussi, sans une force qui l'anime et la gouverne, ne peut être conçue ; car, dès le moment où la force vitale abandonne l'organisme, les forces physiques ou chimiques saisissent et protègent ses parties matérielles. Ainsi la grande âme de l'univers est une vie dans une action continuelle, comme la matière qui forme son réceptacle. Deux espèces de forces remuent donc l'univers : 1° *Les forces physiques* ou *chimiques*, qui gouvernent le monde dit inanimé, non sans influence indirecte sur le monde vivant (1).

(1) Cette idée du rapport qu'ont les forces physiques sur la vie organique, et leurs liaisons avec cette dernière, et l'influence

2° *Les forces vitales* ou *organiques*, protectrices de l'existence animée; ce sont ces dernières qui sont le but de nos recherches.

qu'elles exercent sur l'organisme humain, nous a guidé plus d'une fois dans les difficultés de notre vie pratique, nous laissant par fois la jouissance des plus beaux succès; mais malheureusement leur importance est mal appréciée dans la médecine, et peu de praticiens s'en occupent. Dans la séance de l'Académie des Sciences, du 24 avril 1837, cette matière fut relevée par le docteur Magendie, qui consacra à cet objet ses recherches et ses importans travaux. Si nous l'avons bien compris, l'auteur des *Phénomènes physiques de la vie* paraît douter des différences qui peuvent exister entre les forces de la matière, momentanément suspendue dans les formes transitoires d'un corps organisé, et celles de la matière jetée en liberté dans les éternels espaces d'un grand corps de l'univers! Certes, l'homme est soumis comme toute autre chose terrestre à la loi de gravitation, de la chaleur, de la lumière et de l'électricité; aussi, nous rendons la large part qui appartient aux forces physiques, sans cependant partager dans toutes leurs conséquences les conclusions de l'illustre académicien, qui nous auraient mené trop loin; mais de l'autre côté, quel est le médecin praticien, bon observateur, qui ne reconnaîtrait pas le grand lien qui attache l'homme à l'univers? Qui ne connaît pas l'influence de la lune, non-seulement sur le *flux* et le *reflux* de la mer, mais aussi sur certaines maladies nerveuses et vermineuses, et sur la croissance des cheveux? Les solstices et la rotation de la terre sur son axe, l'heure de minuit exerce une certaine influence sur les faibles et agonisans; le printemps stimule puissamment tous les êtres à la reproduction; l'électricité agit d'une manière puissante sur le système nerveux, comme cela se voit avant l'orage, pour faire souffrir même des cors aux pieds (*).

(*) Il nous semble qu'alors, le cor aux pieds, formant un obstacle, un mauvais conducteur, arrête les courans électriques, ce qui fait la douleur et les élancemens à l'extrémité des nerfs. Voilà comme nous concevons ce phénomène.

La force vitale est-elle unique ou multiple, individuelle ou universelle ? naît-elle avec la forme organique et finit-elle avec celle-ci, ou, survivant à la dissolution matérielle des individus, va-t-elle animer des combinaisons nouvelles ? Ce n'est pas à nous, ni à l'humanité, de répondre, et nous ne saurions ici répéter les rêveries de Platon; nous tenant au positif, et dans le but médical, il suffira de savoir que la manifestation de la force vitale est éternelle, qu'elle se renouvelle sans cesse; que la matière, qui est son objet, jouit de la même immortalité, en changeant seulement les formes et les proportions de ses principes constituans ; que les êtres vivans, empruntent une certaine quantité de matière dès le moment de leur origine, qu'ils se soutiennent et grandissent aux frais de cette matière; enfin, qu'on les voit périr, comme cela arrive aux individus et aux espèces qui rendent infailliblement à la matière ce qu'ils lui ont emprunté pour un temps plus ou moins long : alors de nouvelles combinaisons s'établissent par la destruction des anciennes, et c'est ainsi que *la vie engendre la mort, et la mort continuelle éternise la vie.* Un exemple rendra plus claire la proposition. Prenons l'œuf d'un oiseau , avant qu'il ait subi l'influence des conditions qui doivent favoriser son développement, et ces conditions

sont le repos et la température convenable. La force
vitale contenue dans un œuf, est absolument en-
dormie, (vis latens), soumise sans aucune résistance active aux forces physiques. Aussi, peut-
on la prendre pour le point du départ de notre
étude. Or, dans une température favorable (au
bout de trois jours), au milieu du jaune d'œuf,
se manifeste un point mouvant : *punctum saliens*, où
la force vitale commence et où se développe son
travail. C'est là, en effet, le germe futur du cœur de
l'oiseau ; peu à peu la vie s'étend et rayonne autour
de ce point ; une masse, d'abord difforme, se per-
fectionne graduellement en se rapprochant de plus
en plus par sa forme de l'individu dont elle constitue l'avenir ; bientôt, la nouvelle créature ayant absorbé à son profit le contenu matériel et liquide de
l'œuf, plus forte déjà que la fragile enveloppe qui la
protégeait, et qui est devenue aujourd'hui sa prison,
brise ses parois, remplit ses poumons des principes
vivifians de l'air atmosphérique, avale avidement la
matière nourrissante, rammolie par le bec du père et
de la mère. Là, s'opère en effet, pour l'animal, le
premier acte de l'existence. Bientôt, on le voit puiser,
par ses propres moyens, la matière nutritive ; il se
fortifie et grandit chaque jour : naguère, c'était à
peine si son poids équivalait à une ou deux onces,

maintenant il pèse quelques livres ; évidemment donc la force vitale de cette créature la soutient, et elle se développe aux frais de la matière ; mais cette force organique, soit qu'elle se trouve transmise par les parens à leur progéniture, soit qu'elle se reproduise d'elle-même, comme cela a lieu dans la génération spontanée (*generatio spontanea seu equivoca*), est soumise aux lois éternelles; elle s'use par elle-même, ou peut-être, ayant usé la matière et ne pouvant plus demeurer dans cette combinaison organique, l'abandonne-t-elle enfin; alors les forces physiques s'empressent de reprendre ce qu'elles avaient emprunté à la matière, comme ces avides héritiers qui s'établissent dans la maison avec les derniers soupirs du défunt (1).

Ainsi, la mort qui, au premier coup d'œil, paraît être un contraste de la nature diamétralement opposé au but de l'existence, non seulement ne trouble

(1) Hippocrate, qui devança les siècles par la grandeur de ses idées, avait la même opinion de la vie et de la mort, tout en s'expliquant en termes différens : « Quand l'homme est mort, dit-il, toutes choses retournent à leurs natures ; l'humide prend son humide ; le sec, son sec ; le chaud, sa chaleur ; le froid, son froid. » *Rursus cum homo interit singula in suam naturam secedere necesse est : humidum nempe ad humidum, siccum ad siccum, calidum ad calidum, frigidum ad frigidum.*

Hip. De naturá hominis.

pas cette loi d'unité et d'harmonie universelle, mais encore elle constitue sà base et son principal ressort. Si l'on pouvait imaginer ou admettre l'existence d'une espèce de créature douée d'une vie éternelle, cette seule exception, ce monopole dans la nature, si l'on peut se servir de cette expression, aurait déjà renversé l'ordre universel; le monde devrait alors subir une réforme radicale, car une telle espèce détruisant, par l'assimilation, les autres combinaisons organiques, ne rendrait jamais ce qu'elle se serait approprié : l'équilibre général, par cela seul, se trouverait totalement troublé. Si la vie est une combinaison intime et temporelle *de la force* vitale et *de la matière;* si, d'après les lois de cette même harmonie, l'existence se soutient et se développe, il est évident que *la santé n'est qu'un parfait équilibre dans les détails et dans l'ensemble de l'organisme*, ou bien encore qu'elle n'est autre chose que cette harmonie individuelle, où toutes les fonctions s'opèrent dans le but et les conditions voulues par la nature.

Chaque déviation, chaque trouble, chaque altération de cet accord, un peu durable, chaque défaut d'harmonie dans l'ensemble des phénomènes vitaux, en un mot, un état négatif de santé, *est pour nous une maladie.*

ANALYSE DES MÉTHODES CURATIVES
POSSIBLES EN MÉDECINE.

La médecine, à son origine, reçut une application immédiate, avant d'être l'objet d'une discussion scientifique ; elle procéda instinctivement, pour ainsi dire, étant, comme toute autre science humaine, le résultat de la nécessité et du hasard, avant d'avoir une pensée arrêtée, une règle générale appliquée à sa marche. Ainsi, nous parlons correctement avant de connaître les règles de la grammaire, nous pensons logiquement avant d'ouvrir les livres de la logique ; on guérissait, n'en doutons pas, avant de savoir comment et pourquoi. Mais, à mesure que chaque connaissance grandit, élargit son empire, on sent le besoin de mettre quelque fixité dans le vague des expériences hasardées et pour ainsi dire éparses, on veut établir certaines lois positives : de là l'origine des systèmes. On n'est pas toujours assez heureux pour tomber de prime-abord sur le chemin du vrai, et souvent on n'y parvient que par de grands sacrifices. Dans chaque chose, il n'y a qu'un seul côté véritable : la vérité est unique, et c'est elle qu'il

faut découvrir. Quant aux erreurs, elles sont nombreuses, même incalculables ; faut-il alors s'étonner
si, par l'effet du hasard qui nous guide, le calcul
des probabilités est toujours en faveur de l'erreur ?
Ce n'est qu'après avoir passé par toutes les épreuves,
et les avoir épuisées, pour ainsi dire, qu'on parvient enfin à découvrir cette vérité souhaitée avec
tant d'ardeur.

En philosophie, comme en médecine, un système n'est que le développement d'une méthode appliquée à certains objets. La chose la plus importante
est donc de reconnaître et d'apprécier la valeur de la
méthode que l'on veut suivre ; quand on désire
recueillir quelque chose de plus que les résultats in-
décis de ses rêves, il faut commencer par l'examen
de la méthode. « Toute doctrine qui a exercé quel-
« que influence (dit M. Cousin) (1), ne l'a fait et
« n'a pu le faire que par la direction nouvelle qu'elle
« a imprimée aux esprits, par le point de vue nou-
« veau sous lequel elle a fait considérer les choses,
« c'est-à-dire, par *sa méthode*. Toute réforme a son
« principe avoué ou secret dans un changement ou
« dans un progrès de méthode. »

La méthode, donc, contient en elle-même tout un

(1) Fragm, philosoph.

avenir, toute la valeur scientifique, et du moment qu'une chose humaine acquiert le nom d'une science, elle est sous la sauve-garde de la méthode. L'examen sévère de cette dernière peut seul nous indiquer où en est la science. Il est incontestable, de l'autre côté, que chaque système, ou, si l'on veut, chaque méthode, apporte toujours quelques vérités utiles, malgré ses erreurs et ses écarts. Avouons que l'erreur toute seule est incompréhensible et inadmissible ; c'est par son rapport avec le vrai qu'elle se soutient et qu'elle ose se présenter à l'intelligence humaine. Il n'est pas en la puissance des systèmes les plus extravagans, de n'avoir quelque côté raisonnable (1). Ainsi, c'est l'alliage avec le vrai qui fait vivre quelque temps le mensonge, jusqu'à ce qu'enfin on distingue l'ivraie du bon grain.

En réfléchissant sur cette vérité, ne paraîtra-t-il pas absurde de rejeter sans examen un système qui se présente sous la forme raisonnable et scientifique, et de le condamner uniquement parce qu'il est neuf, ou parce qu'il est plus facile de le condamner que de l'apprendre ?

Si l'art de guérir consiste dans l'application à l'organisme malade de certains modificateurs dont

(1) Quelque peu partisans que nous soyons de l'éclectisme philosophique, cette réflexion nous paraît incontestable.

l'influence est capable de le ramener à l'état normal, ou, en d'autres termes, à la santé, si nous admettons que ces modificateurs, ou médicamens, sont doués de certaines vertus ou propriétés, produisant des changemens dans l'organisme, il est évident que, malgré leurs différences spéciales, les médicamens ne peuvent agir que par ces trois modes suivans :

1° Ou leur action sera semblable, analogue à l'affection de l'organisme souffrant ;

2° Ou ils agiront d'une manière contraire et diamétralement opposée à la maladie ;

3° Ou, enfin, leur action ne sera ni semblable ni opposée, mais différente, et n'ayant aucun rapport, aucune affinité, aucun contact avec la maladie.

Ce triple moyen d'action des médicamens n'est pas le produit de l'esprit scholastique, mais il existe dans la nature des choses, et cela d'une manière si positive, qu'on ne saurait imaginer l'action d'un médicament sur l'organisme, qu'elle ne se range dans l'une de ces catégories, et qu'on ne puisse la placer dans une de ces trois conditions. Comme la médecine ne s'appuie que sur les moyens curatifs (et autrement elle ne serait qu'un roman), il résulte de ce principe, que le mode d'action des médicamens sur l'organisme doit nécessairement, par le contre-

coup, refluer sur les règles qui dirigent leurs applications.

Ainsi, sans en rien préjuger sur la valeur réelle
et le mérite de chacun de ces trois procédés curatifs,
nous concluons qu'il ne peut exister en général que
ces trois méthodes, et qu'il n'y a qu'elles de possible, c'est-à-dire, l'*opposition*, la *différence* et la
similitude.

1° Quand vous agissez par vos moyens d'une manière contraire et diamétralement opposée aux
symptômes morbides, par exemple, en mettant
de la glace sur une brûlure, vous suivez la méthode énanthiopatique ou vulgairement antipathique.
(εναντιοπαδος αντι παδος.)

2° L'action qui ne sera ni semblable ni opposée,
mais différente et indirecte, n'ayant ni affinité, ni
contact avec la maladié, fera la méthode hétéro-
pathique ou allopathique (αλλον παδος), celle qui est
en honneur en médecine; par exemple, un vési-
catoir, un synapisme, appliqués sur le dos dans
une maladie de la tête.

3° En agissant dè la manière la plus analogue
possible aux phénomènes ou aux symptômes morbides, on fait, dans le langage médical, la méthode
Homœopathique (ομοιον παδος), ou si l'on veut *sym-
pathique*.

6.

L'expérience est le juge souverain du mérite de ces trois méthodes; mais il est permis, sans doute, de les citer devant le tribunal de la raison et de la saine logique, pour savoir à laquelle donner la préférence.

Quiconque voudra réfléchir sur cette matière, sera forcé de convenir de l'évidence et de la justesse de cette classification, et si on pouvait la contester, il n'est rien qui ne puisse être anéanti. La médecine, comme née du hasard, devait naturellement se servir, tantôt d'un de ces modes curatifs, tantôt de l'autre, et cela, avant de les connaître et de les apprécier à leur juste valeur; l'histoire même nous apprend qu'elle s'est servie de ces trois méthodes alternativement, selon l'esprit de ces systèmes. Néanmoins, les deux méthodes qui consistent à agir par les lois des contraires et des différens (méthode antipathique et allopathique), furent de tout temps en honneur; la troisième, celle qui fait la base de notre école, quoique réellement employée depuis des siècles, et apportant avec elle les guérisons les plus certaines, était inconnue comme méthode, et engloutie sous la vague dénomination de spécificité.

Analysons à présent chacune de ces trois méthodes, et attachons-nous spécialement à chacune d'elles.

MÉTHODE ANTIPATHIQUE.

S'il est permis d'établir quelques présomptions
sur l'ancienneté de ces trois moyens, on s'aperce-
vra aisément que la méthode énantiopathique dut
être la première qui fut invoquée pour la guérison
des maladies (1), car est-il quelque chose, en apparence, de plus naturel que d'agir en sens inverse
du mal, pour obtenir des effets opposés? Ainsi on
se rafraîchit quand on éprouve de la chaleur ; on se
réchauffe quand on a froid. Jusque-là, tout est
bien ; mais si vous voulez appliquer cette méthode
à la guérison des maladies, l'expérience, qui est un

(1) On voit partout des faits qui indiquent que la manière d'a-
gir par les contraires, est la plus ancienne ou du moins la plus
employée parmi les anciens; aussi, chez les Grecs et chez les Ro-
mains, l'opinion généralement accréditée était que les hydropi-
ques, pour se guérir, devaient s'abstenir de toute boisson. On
présumait, en voyant un surcroît des liquides dans l'organisme,
pouvoir guérir le mal en en défendant l'usage.

> « *Crescit indulgens sibi dirus hydrops*
> « *Nec sitim pellit , nisi causa morbi*
> « *Fugerit venis et acquosus albo*
> « *Corpore languor.* »
>
> Lib. II , od. II.

En cédant à sa soif, un hydropique avide,
De lui-même devient le barbare homicide,
S'il n'a vaincu du mal le pouvoir destructeur
Et de son corps gonflé la livide pâleur.

juge souverain, s'y oppose formellement. Qui ne sait, par exemple, que si l'on met dans l'eau chaude des membres gelés, on est certain de les perdre par la gangrène, tandis qu'on les sauvera en les frottant avec de la neige; brûlez votre main et mettez-la dans l'eau froide, vous êtes soulagé à la minute, mais bientôt vous éprouverez une plus grande douleur, tandis qu'en appliquant de l'esprit de vin chauffé, vous souffrirez plus sans doute, pendant quelques minutes, mais vous vous trouverez bientôt guéri. Ces faits sont très-connus; il en est une foule d'autres que l'on ne peut se dispenser de citer ; ainsi : une glace prise pendant la chaleur de l'été, rafraîchit promptement le corps; laissez passer quelques minutes, la chaleur intérieure et la transpiration augmenteront bientôt. Un bain tiède réchauffe un corps saisi par le froid, mais la personne qui en a fait usage, n'en devient que plus sensible à la rigueur de l'atmosphère. Par la même raison, les spiritueux désaltèrent pendant la chaleur mieux que toutes les boissons rafraîchissantes; le peuple même connaît cette vérité. La nature prévoyante qui a donné les boissons les plus fortes aux peuples du midi en les refusant aux peuples du nord, paraît confirmer cette maxime. Qui ne sait pas que la constipation éloignée par les purgatifs, ne se montre ensuite que plus opiniâtre? L'opium pris à fortes doses engourdit bien momentanément la sensibilité et supprime la douleur, mais cette douleur reparaît avec une nouvelle recrudescence ; au préjudice de l'organisme, ou bien encore, si l'on emploie la même substance avec l'intention de produire le sommeil, après un lourd assoupissement, les insomnies n'en deviennent que plus rebelles ! L'électricité et le galvanisme qui raniment momentanément les parties paralysées, finissent par en épuiser totalement la vitalité. Il est donc évident, d'après les exemples cités, qu'en agissant en sens inverse, il faut :

1° Une action plus forte, plus énergique que la maladie, et en même-temps plus soutenue, pour contrebalancer le mal ; dans le cas contraire, le mal artificiel étant plus faible, en suspendant pour le moment le mal naturel, ne fera que l'augmenter.

2° Que l'organisme s'habitue à l'action stimulante d'un médicament, de telle sorte que les quantités administrées au commencement, ne soient plus capables de produire les mêmes degrés d'action ; dans cette hypothèse, il faudra nécessairement augmenter les doses ; quelle sera donc la limite où l'on devra s'arrêter ?

3° Qu'on ne peut pas raisonnablement prétendre

à trouver toujours et partout des moyens diamétralement opposés, mais seulement dans quelques cas
rares et exceptionnels. Pour rendre plus claire cette
proposition, cherchons un exemple dans les couleurs; ainsi, le noir est le contraire du blanc *et
vice versa*, mais quel est le contraire du rouge, du
bleu, ou du gris?

Ainsi, il est évident que la manière d'agir par les
contraires, ou si l'on aime mieux par la méthode
antipathique, ne pourra jamais être employée comme
une mesure générale, mais seulement comme une
méthode purement palliative et exceptionnelle; quelques cas légers et sans conséquence peuvent être
éloignés par son application, mais ceux-ci disparaissent souvent sans aucun secours de l'art,
tandis que dans les maladies graves et sérieuses elle
ne peut être que funeste, comme l'ancienne médecine elle-même le reconnaît, et comme nous en
voyons tous les jours tant de malheureux exemples.

LA MÉTHODE HÉTÉROPATHIQUE
OU ALLOPATHIQUE.

Cette manière d'agir, qui consiste dans certains procédés, qui ne sont ni directs ni opposés, mais bien différens, et n'ayant aucune relation avec les symptômes produits par la maladie, est employée journellement par l'ancienne médecine, soit seule, soit de concert avec la méthode antipathique, et parfois même, avec la méthode *homœopathique* (que l'ancienne école suit également sans y songer). Les médicamens qui sont administrés d'après les hypotèses gratuites qu'on s'est faites de la nature des maladies et d'après leurs causes essentielles présumées, doivent nécessairement se trouver tantôt dans l'une, tantôt dans l'autre de ces trois catégories. Cette considération seule démontre déjà l'incertitude et le vague des procédés de l'ancienne médecine; car si l'on réfléchit que la nature a des lois fixes, générales et immuables, qui règlent sa marche, que la force vitale est seule et unique, il en résultera que les moyens curatifs ne peuvent pas se trouver en même temps dans deux ou trois procédés diamétralement opposés, mais seulement dans l'un ou dans l'autre de ces procédés. Donc, une de ces trois méthodes est véritable, et comme telle, admissible, les deux autres ne peuvent figurer que comme secondaires et exceptionnelles. Cependant, on les a employées toutes sans distinction et même sans avoir une connaissance réelle de la troisième, c'est-à-dire de la loi des semblables. Où est donc ce rationalisme dont on se vante, et la logique qu'on proclame? En vain nous dira-t-on que l'ancienne médecine guérissait en dépit de tout; mais il n'existe pas un procédé, si contraire qu'il soit à la nature, si absurde qu'on doive le trouver aux yeux de la raison, qui ne puisse invoquer ou citer quelque guérison isolée en sa faveur : de ce fait se trouve une exemple irrécusable dans le vomi-purgatif de *Leroy*. Un hasard aveugle, une résistance de l'organisme, font tout l'honneur de ces cures. Nous démontrerons d'ailleurs, que là où l'ancienne médecine était le plus efficace, comme dans les guérisons par l'emploi de spécifiques, elle suivait les règles de *l'Homœopathie*, et cela sans s'en douter le moins du monde. Mais, de bonne foi, est-il suffisant à un système médical, de pouvoir citer un certain nombre de guérisons qui font exception à la règle, tandis

que la non réussite, le changement d'une maladie
naturelle en artificielle, aigue en chronique, surpasse deux fois le nombre de ces cures? Pour s'en
convaincre, que l'on vérifie la statistique des hôpitaux et des établissemens publics; que l'on retran-
che les maladies chroniques, les maux incurables
et les décès, et l'on verra avec effroi quel est le chiffre
qui reste pour les guérisons ! ! ! Le but d'un médecin
éclairé et philantrope, peut-il s'arrêter à de si pauvres
résultats ? ne doit-il pas chercher des moyens propres à guérir le plus grand nombre d'individus possible, selon le viel adage : *d'une manière sûre, prompte
et agréable? tuto cito et jucundè*, — d'une manière
telle en un mot, que les guérisons établissent une
règle générale, tandis que la non réussite formera
une rare exception ? C'est donc à la statistique et non
aux académies, qu'il appartient de prononcer sur la
valeur des méthodes curatives; c'est là que nous
attendons nos adversaires, s'ils osent jamais se présenter, les chiffres à la main !

Examinons à présent comment l'ancienne médecine remplissait le but de sa haute mission, et en
même-temps quel degré de certitude et de rationalisme elle possède.

La méthode allopathique examinée *à priori*, sous
le point de vue logique, ne possède même pas cette

apparence d'efficacité dont jouit la précédente
(la méthode antipathique); car en agissant d'une
manière contraire aux symptômes maladifs , on
espère les anéantir par le contre-coup; en agissant
dans la direction de la maladie, on est sûr de toucher
le siège du mal; mais, quand on dirige ses moyens
ailleurs, que peut-on raisonnablement attendre?
les chances mêmes du hasard sont moins favorables
que dans tout autre procédé. — Dans un exercice
bien connu, le plus maladroit tireur sait se tourner
du côté de la cible. Si l'on veut arriver à un point
déterminé de la terre, n'est-il pas plus court d'aller dans la direction de ce point? En prenant un
chemin diamétralement opposé on peut y arriver
encore , sans doute , mais après mille obstacles,
après avoir fait le tour du globe. Mais en prenant
une route qui n'est ni directe, ni opposée, on reviendra éternellement sur ses pas, sans jamais arriver à
sa destination : si les médicamens, dirigés ailleurs
qu'au siège des maladies, étaient capables de produire leur guérison, dans ce cas, dit avec une simplicité lucide, Hahnemann, chaque maladie pourrait
être guérie promptement, sûrement et avec durée,
par le premier médicament venu. On s'étonne
comment la raison humaine a pu choisir un tel
chemin en médecine; mais la chose s'explique, quand

on réfléchit que les systèmes médicaux, en génerai,
prenaient leurs sources, non pas dans les faits et les
résultats de l'expérience, qu'on méprisait comme un
servile empirisme, mais dans les conceptions imagi-
naires et les raisonnemens établis *à priori*, dans les
hypothèses qu'on se faisait de la nature de la cause
essentielle, et du siège des maladies auquel on assu-
jétissait les méthodes curatives. On composait les systèmes de guérison dans son cabinet, comme on compose la musique ou la poésie ! Ainsi, un médecin
appelé au lit du malade, représente à son imagination, d'une manière plus ou moins précise, les organes
affectés, selon la théorie de l'école et les suppositions enfantées par l'anatomie pathologique ; dès cet
instant, il adopte un plan, une manière d'agir qu'il
applique au malade, et il croit faire la chose la plus
rationnelle du monde. Certes, il n'y aurait pas de
voie plus convenable, si nous pouvions être sûrs de
la réalité de nos suppositions, et s'il nous était donné
d'approfondir les mystères de la nature. Mais malheureusement il n'en est pas ainsi ; car souvent la
cause n'existe plus, que nous voyons les effets,
comme il arrive par exemple dans les maladies qui
viennent à la suite d'un refroidissement, ou qui proviennent des affections de l'âme ; et puis la même cause
ne produit-elle des effets différens ! La cause intime

ou essentielle (*causa proxima*) nous échappe toujours ;
le siège de la maladie, quand même il pourrait être
déterminé, ne nous apprend absolument rien sur
la nature du mal, ni sur la manière de le guérir.
Alors, un médecin, abandonné à lui-même, se tire
d'embarras comme il peut, en se jetant d'une hypothèse dans une autre. De là vient ce désacord des
médecins, sur la méthode à suivre dans les traitemens, reproche dont l'ancienne école n'a jamais pu
se laver ; et en effet, là, où il n'existe rien de réel,
où tout est supposition ou rêve, les opinions sont
aussi multipliées, aussi différentes, que les façons
d'envisager les choses (1) ; chaque maladie un peu
plus grave, est dotée d'une douzaine d'hypothèses
différentes sur sa nature intime, et cela par les au-

(1) Dix médecins homœopathes consultés, ensemble, et ayant
devant les yeux le tableau de certains symptômes maladifs
exactement tracé, seront d'un parfait accord sur le choix d'un
médicament ; car ce ne sont pas les médecins qui les choisissent,
mais la maladie elle-même qui l'indique ; ici le médecin n'est
presque qu'une machine à application. L'ancienne médecine
n'ayant que les procédés spéciaux, et ne possédant pas une
méthode raisonnable générale, se dispersait dans une foule de
moyens incompatibles, arbitraires, hostiles autant aux malades qu'à la raison de ceux qui l'appliquaient ; aucune unité,
aucun ensemble, ne joint les morceaux décousus de cette
pauvre rapsodie, que l'on se plaît à appeler la médecine rationnelle, et dont la malheureuse humanité expie les erreurs et
les présomptions.

teurs plus recommandables les uns que les autres, dont les élèves et les sectateurs, se rangent
sous tel ou tel drapeau, et alors *devine si tu peux,
choisis si tu l'oses.* La recherche des causes intimes
introduit dans le sein de la science cette foule de
spéculations que l'humanité paie avec son sang.
Tantôt les liquides, tantôt les solides, sont accusés
de produire les maladies; ici c'est la bile, c'est le
sang; là, ce sont les nerfs et vaisseaux lymphatiques
qu'on présume produire les maladies, ou bien encore, les surcroîts chimiques de certains principes
constituant l'organisme, des alcalis, des acides, des
sels, des chaux, des principes saccharins (1); ne
pouvant pas expliquer la présence de ces principes,
dans les sécrétions et les excrétions normales ou
anormales, on a pris le produit maladif pour l'essence, les effets pour la cause. De là, ces expulsions
des matières morbides, par les vomissemens et les
purgatifs, par les urines et la transpiration; quelquefois peu soucieux de la force vitale, et considérant l'homme comme une retorte, on surcharge son
organisme de réactifs chimiques, on le lave, on le

(1) Comme par exemple, dans le *Diabetes melites,* pour être
conséquent avec ses principes, un médecin allopathe chimiste
doit nourrir son malade avec du sucre, pour réparer la perte
des principes saccharins rendus par les urines.

distille, on l'évapore, on le compose et décompose jusqu'à ce qu'il n'en reste que les résidus ou le véritable *caput mortuum*. A-t-on cru imiter les aveugles et impuissans efforts de la nature, en expulsant les matières morbides; alors, on a préféré suivre plutôt les preuves et les prétendues inspirations données par les intestins, le foie et la rate, que ceux que la raison observatrice pouvait procurer. Ne voyons-nous pas tous les jours, que les efforts que fait la nature pour se débarrasser d'un mal, sont faibles et imparfaits; n'avons-nous pas la preuve qu'ils ne doivent nullement nous servir d'exemple pour notre conduite. Une paille introduite dans l'œil, n'est éloignée de cet organe qu'après une inflammation violente, la supuration, souvent la perte de l'organe lui-même, tandis qu'une main adroite, en enlevant à propos ce corps étranger, fait cesser l'origine de la maladie ainsi que ses funestes conséquences. Mais ce n'est pas tout : pour faciliter le diagnostique il fallait créer les cadres nosologiques, certaines classes, certaines physionomies de maladies, auxquelles indépendamment de la classification en inflammatoires, nerveuses, etc., on imposa les noms propres (1),

(1) Nous pourrions citer bien des maladies que nous avons sous les yeux, où il existe une telle complication, une telle multitude de symptômes, que les plus habiles en diagnostique, ne sauraient leur donner un nom convenable.

selon le siège du mal, et sa nature présumée. Si les symptômes maladifs surpassent le cadre octroyé par l'école, à telle ou telle maladie, alors vous avez deux ou trois maladies simultanées, et vous ne perdez rien par cette association : car, grâce à la mixture prescrite par votre médecin, il se trouve une dizaine de substances amassées des quatre coins de la terre, mêlées exactement, dont chacune a son adresse respective et parfois restrospective. Si les symptômes ne remplissent pas les cadres, alors vous avez des demi-maladies, des monstruosités, je ne sais quelles affections morbides, que le médecin est obligé de compléter par des symptômes qu'il tâche de déterrer, voir même d'imaginer ; il lui faut des symptômes lors même qu'il n'y en a pas. Voilà comment on fait la médecine rationnelle, la médecine académique.

> « *Vix pauca furenti...*
> « *Subiicio...*
> « *Extrema per omnia duco,*
> « *Ne dubita nam vera vides* (1).

Virg. Æn. lib.III.

(1) Pourquoi une pareille médecine trouve-t-elle encore des partisans lors même qu'elle est malheureuse et funeste ! Pourquoi ? La réponse est facile : parce qu'elle est à la portée de tout le monde, parce que pour un homme qui pense logiquement, il y en a quatre-

Les maladies étant les groupes des symptômes que le hasard individuel procure, elles ne peuvent avoir un nom donné d'avance, ni des médicamens désignés pour les guérir, si non *a posteriori*. La connnaissance des causes intimes des maladies, demeurera toujours pour nous inconnue; c'est un fait, c'est un principe avoué même par l'ancienne école. Ainsi, nous lisons dans le *Dictionnaire des Sciences Médicales*, à l'article de Médecine agissante : « Quoiqu'il en « soit, nous proclamons hautement maintenant, « que toute recherche du principe morbifique, dans « sa propre nature, est aussi impossible qu'elle se- « rait vaine, et nous renfermant dans la philoso- « phie du siècle, dans le domaine des choses appré- « ciables par nos sens, nous prenons la manifesta- « tion de la maladie pour la maladie elle-même. » Voyons encore ce que dit au même sujet Cabanis.

« L'homme ne connaît l'essence de rien, ni celle « de la nature qu'il a sans cesse sous les yeux, ni « du principe secret qui la vivifie.

vingt-dix-neuf qui ne réfléchissent pas ou réfléchissent mal ; ainsi, la majorité est toujours du côté de la sottise. Un bon nombre de braves gens se font une idée médicale à leur portée : ils se croient par exemple, obstrués ou replets ; donc, il faut les nettoyer, les purger, les faire vomir, les saigner ; pour eux, c'est clair, c'est évident : leur intelligence ne va plus loin ; ainsi, sans cela, point de médecine possible ; malheur à celui qui ose leur parler des lois compliquées de l'organisme, des forces vitales, etc.

« Il parle des causes qu'il se flatte d'avoir décou-
« vertes, et de celles qu'il se plaint de ne pouvoir
« découvrir ; mais les vraies causes, les causes pre-
« mières, il n'en connaît aucune, elles sont tout
« aussi cachées pour lui que l'essence des choses :
« il voit des effets, ou plutôt il reçoit des sensations. »

Si donc l'opinion unanime de l'école est d'accord là-dessus avec la nôtre (1), ainsi que nous en
mettons la preuve sous les yeux de nos lecteurs ; en
un mot, si l'essence des maladies nous échappe,
comment oser bâtir des plans de guérison sur
de simples conjectures ? comment se mettre ainsi
en contradiction avec ses propres principes ? Ne
pourra-t-on pas appliquer aux champions de la
vieille médecine, ces paroles prononcées dans une
autre circonstance : « Vos actes sont si contra-
« dictoires avec la marche que vous suivez, vous
« avez étendu sur la science un chaos intellectuel
« et moral, tellement épais, que toutes les no-
« tions du bien et du mal, du vrai et du faux, du
« juste et de l'injuste, se trouvent confondues. »
Ce chaos, cette confusion, cette incertitude ab-

---

(1) « A mon gré, la médecine, comme science, n'existe pas
encore ; mais elle peut devenir la plus positive des sciences
naturelles.

PARENT-DUCHATELET.

7.

solue, sont confessés par les chefs mêmes de la médecine du jour ; l'article suivant du professeur Alibert,
que nous reproduisons ici, n'est-il pas un aveu complet de la faiblesse de l'ancienne école, n'est-ce pas un
argument contre ses prétentions à tout rationalisme ?
Le moyen le plus sûr de triompher de ses adversaires
est de les combattre avec leurs propres armes.

Sin manibus vestris vestram ascendisset in urbem. »

VIRG. *Æn.*, *lib.* II.

« Il est certainement douteux, dit le docteur Ali-
« bert, lorsque le malade échappe à la mort, si c'est
« l'art qui l'a sauvé ou si l'art n'a fait que seconder
« la nature ; qui sait même si ce n'est pas la nature
« seule qui l'a guéri, et si les remèdes imprudem-
« ment ou mal-à-propos administrés, n'ont point
« retardé la guérison. *Enfin, qui sait s'il n'y a pas*
« *quelque rapport fortuit et accidentel entre l'énergie*
« *des médicamens et la disposition actuelle du malade.*

Nouveaux élémens de la Mat. Méd. Pro-
légom., chap. XXXVII.

Personne ne contestera le mérite de l'auteur que
nous citons, et si un praticien distingué de l'ancienne médecine avoue d'une manière si concluante
l'incertitude de son école, que nous restera-t-il à dire,
si non de rendre hommage à sa franchise et de remar-

quer que la dernière phrase surtout de cet article
semble être écrite par un Homœopathe ; on y voit,
du moins, l'aveu tacite du rapport qui doit exister
entre *l'énergie des médicamens et la disposition actuelle
du malade.* Eh bien ! *ce rapport fortuit et accidentel*
que vous avez aperçu, même à travers le brouillard
de vos dogmes, nous lui avons assigné une place
éminente dans notre doctrine ; nous vous l'expli-
quons, il est dans la loi des semblables, l'expérience le sanctionne, l'organisme malade l'accepte :
dès qu'on l'admet, la route est frayée ; encore quelques efforts, et vos tâtonnemens vont acquérir la valeur d'une certitude mathématique ; il est toujours
beau de revenir de ses erreurs ! Une douleur cal-
mée plutôt, une larme évitée à la souffrance, ne por-
teront-elles pas vos noms encore plus glorieux vers
la postérité ?

> « *Aspice : namque omnem, quæ nunc obducta tuenti*
> « *Mortales hebetat visus tibi, et humida circùm*
> « *Caligat, nubem eripiam. Tu ne qua...*
> « *Jussa time, neu præceptis parere recusa.*
>
> VIRG. *Æn., lib.* II.

Examinons à présent de quelle manière les médicamens agissent sur l'organisme, quand ils sont
appliqués d'après les procédés hétérogènes ou allopathiques ; il est évident que dans ce cas, l'action des

remèdes se porte là où ils sont adressés, c'est-à-dire dans les parties saines qui ne sont pas occupées par la maladie; affectant alors l'organisme dans ce qui lui reste d'intact, on ajoute une maladie artificielle à celle qui est naturelle, et l'on complique nécessairement ce trouble qu'on veut faire disparaître. D'après les lois immuables de la nature vivante, admises par la pathologie et sanctionnées par cet aphorisme d'Hippocrate : « *Duobus doloribus simul* « *obortis vehementior obscurat alterum;* » s'il arrive que deux affections différentes se rencontrent en même temps dans l'organisme, celle qui est plus forte anéantit et fait disparaître la plus faible. Ainsi, on a vu que l'apparition de la teigne faisait disparaître l'épilepsie, qui revenait de nouveau par la disparition de la première. On a vu la gale cesser avec l'apparition du scorbut, la phthisie s'anéantir totalement avec l'apparition de la manie. La grossesse suspend ordinairement la destruction des poumons, laquelle revient après les couches; mais la condition essentielle est que la maladie artificielle ou accidentelle surpasse dans sa force la maladie naturelle; car autrement, non seulement elle ne fera pas disparaître cette dernière, mais, comme plus faible, elle sera absorbée par l'autre, qui s'aggravera à ses dépens. Il est donc clair et évident, que les guérisons opérées par la méthode allopathique, ne sont qu'un échange de maladies naturelles contre les maladies artificielles (1).

L'action des moyens allopathiques peut s'exercer des deux manières suivantes :

1° L'action des médicamens sera, ou plus faible que la maladie, ou égale à son intensité; alors il n'y aura aucun changement important dans les souffrances, par le mal artificiel. 2° L'action des médicamens étant plus forte que la maladie, cette dernière pourra disparaître; mais il en restera la maladie artificielle, la maladie des médicamens, plus forte nécessairement que celle qu'elle vient de guérir, et la maladie naturelle reviendra de nouveau avec la disparition de la factice.

Dans l'un et dans l'autre cas, que gagnent les malades? Une suspension des symptômes, un chan-

(1) Et cependant, c'est à l'Homœopathie que les ignorans osent reprocher de vouloir guérir le mal par le mal, les maux naturels par les maux artificiels! Mais, au reste, quelle est la médecine qui puisse guérir autrement? L'influence des médicamens sur l'organisme produit un état qui certes n'est pas l'état de santé, ou si l'on veut *physiologique*, mais maladif, ou autrement *pathologique*, quoique passager. Ne faites-vous pas une diarrhée artificielle en purgeant vos malades? une espèce d'exanthème, en appliquant sur la peau les emplâtres irritans? une hémorrhagie artificielle par les saignées et les sangsues? et certes, tout savans que vous êtes, vous ne nous prouverez pas que vos vésicatoires, vos sétons, vos moxas et votre fer rouge procurent aux malades des sensations agréables.

gement momentané payé plus tard avec usure, le trouble et la souffrance dans les organes que la maladie elle-même a ménagés, et que les médicamens affectent ; enfin, une maladie chronique, si l'organisme a été assez fort pour résister à ce double rendez-vous des médicamens héroïques et celui de la maladie.

Ici se présente une considération qui atténue beaucoup le mérite de ces prétendues cures, et modifie singulièrement l'avantage de ces prompts soulagemens, obtenus durant certaines maladies par l'ancienne médecine, dont les partisans sont si fiers. Observons d'abord une chose : la force et l'intensité dés maladies marche toujours en raison directe de l'énergie vitale des individus. Ainsi, le même genre de mal qui attaque un jeune homme et un vieillard décrépit, est traité différemment, grâce à ce seul motif (même par les médecins de l'ancienne école) ; et si l'on saigne souvent et plusieurs fois, comme on a dit naïvement *coup sur coup*, le premier, on se contente modestement d'appliquer quarante sangsues au second ; car l'énergie vitale est moins active chez ce dernier, et n'admet pas de moyens aussi héroïques. La même modification se fait entre un malade dit flegmatique et celui d'un tempérament sanguin, etc. Dans les affections des différens systè-

mes organiques, dont le tissu est doué d'une vitalité variable, on n'oublie pas cette considération. Or,
les moyens employés par l'ancienne école, pour combattre les maladies inflammatoires, sont ceux qui
affaiblissent l'énergie vitale, comme, par exemple, les
évacuations sanguines, les purgations, le régime sévère, les boissons acides et délayantes, etc. Est-il donc
étonnant que la maladie s'atténue et pâlit en raison
directe de la vitalité, jusqu'à ce point qu'elle cesse
à-coup-sûr avec la vie? Si le malade s'affaiblit avec
la diminution du mal, s'il meurt lorsqu'on nous le
représente comme parfaitement guéri, ma foi il
n'y a pas de quoi se vanter.

Les cas maladifs heureux, dont la guérison fait la
gloire de l'ancienne médecine, sont précisément
ceux où elle applique les médicamens ayant le rapport d'analogie (autrement l'homœopacité)', avec la
maladie, que l'école désigne sous la vague dénomination de spécifique. Ainsi, certaines fièvres intermittentes sont guéries par la *quinine*; la syphilis,
par le *mercure*, l'*acide nitrique* et la *salsepareille*, etc;
la gale, les dartres, par le *souffre*; les aphtes, par
le *borax*; la cardialgie, par le *bismuth* et l'*opium*; la
diarrhée, par la rhubarbe et l'*ipécacuanha*; les gonorrhées, par le *copahu*; le *chancre*, par la *cubèbe*; quelques symptômes du cœur et des voies urinaires, par

la *digitale* et le *nitre;* les douleurs rhumatismales et goutteuses, par le *cholchicum* et le *guaïac;* quelques affections paralytiques, par la *noix vomique;* quelques anomalies nerveuses, par la *jusquiame* et *la valériane.*

Encore faut-il bien avouer que tous ces accidens morbides ne font pas guérir d'une manière toujours sûre, toujours constante, sans que l'école puisse se rendre compte de cet insuccès. Il est évident que toutes les substances énumérées ici, ne jouissent pas d'une spécificité absolue, indéterminée, mais qu'elles sont seulement spécifiques *ad casum*, en les administrant selon les noms génériques et les classes diverses des maladies et non selon l'individualisme ; les résultats sont peu favorables, et l'on peut les considérer comme dus à un aveugle hasard. Cependant, malgré l'énormité des doses des médicamens, ce procédé, en dépit des maladroites applications, offre toujours plus de chances de succès que les moyens allopathiques et antipathiques.

On voit bien que l'ancienne médecine fait l'*Homœopathie*, et c'est à cette dernière qu'il faut attribuer ses succès. Pourquoi désavoue-t-elle donc ses principes érigés en système? nous ne saurions nous expliquer un tel fait, sinon par ce fatal aveuglement, par ce vertige , cette démence qui s'empare parfois, non seulement des individus, mais des classes d'hommes et des siècles.

Disons un mot , en passant, sur cette *inflammation* qu'on recherche, que l'on combat partout, — ce mot vide de sens, ce pur fantôme qu'aucune école n'a jamais défini et sur lequel cependant plus d'une a fondé ses bases et ses prétendues lois ; phénomène morbide qui n'existe pas, ou , s'il existe, qui est si variable, si indéfini , que les circonstances les plus opposées et les plus différentes le produisent, et les influences les plus variables le font disparaître. Ainsi prenons par exemple le froid et la chaleur ; une brûlure et une congellation sont toutes les deux des états inflammatoires. Si l'on considère ces deux résultats comme différens, pourquoi donc les moyens de les combattre sont-ils toujours les mêmes, comme ceux qui sont puisés dans la classe d'antiphlogistiques ? ou bien, si l'instinct et la conscience, qui souvent réparent les fautes du jugement, ont amené les médecins à admettre certaines variantes et modifications dans le traitement de ces deux cas morbides, alors ces cas cessent d'être la même chose, et le principe est abandonné. Cependant, il ne doit pas en être ainsi d'un phénomène naturel, qui doit toujours donner les mêmes résultats, car il sert

de base à un traitement. Pour tous les physiciens, un rayon de la lumière brisée produit
toujours les sept couleurs; tel acide se comporte
toujours de la même manière avec un alcali, etc.

EXAMEN DES SOURCES DES MATIÈRES MÉDICALES DE L'ANCIENNE ÉCOLE.

Quel que soit le système médical dont nous suivrons les préceptes, on conviendra que la connaissance positive des effets des médicamens est la chose la plus importante à savoir, et peut-être la plus difficile à établir. Si l'on veut produire réellement des changemens et des modifications salutaires dans l'organisme, il est clair qu'il faut avoir certains moyens, certains agens sûrs, capables de remplir ce but. Nous examinerons comment on s'y est pris jusqu'à présent pour découvrir les forces médicatrices des substances employées journellement, et nous espérons prouver que les notions des propriétés des médicamens sont vagues, fictives, traditionnelles, fondées sur des expériences peu rationnelles, et par cela même ne pouvant donner ce degré de certitude et de précision qui doit nécessairement caractériser une science d'autant plus importante, qu'elle dispose de la vie et du bien-être des hommes, et dont les erreurs sont souvent irréparables. Si donc nous parvenons à constater que l'ancienne médecine

n'a que des notions fausses sur les vertus positives
des médicamens, indubitablement cet échafaudage,
bâti avec tant de peine, devra crouler de lui-même;
car, dans la médecine, il ne s'agit pas d'expliquer le
mal, mais de le guérir. Ainsi donc, en admettant
même que l'ancien système soit véritable dans sa
partie spéculative et théorique, si les moyens qui les
mettent en action sont mal connus et incertains, ce
n'est plus qu'un rêve, un roman, et encore un
roman bien triste, dont le dernier chapitre finit souvent par la mort.

De grandes difficultés accompagnent la découverte et l'appréciation exacte des propriétés médicatrices des substances qui, comme a dit Hahnemann,
ne portent pas à l'extérieur le cachet de leurs vertus. L'ancienne école, pour découvrir les propriétés
des médicamens, se servait de différens moyens
qui, cependant, ne pouvaient donner aucun résultat
certain. En général, la plupart de ces expériences
sont peu rationnelles, abstraction faite des présomptions vraiment absurdes. Ainsi, dans cette dernière classe, on peut placer, à juste titre, la supposition de quelques anciens médecins qui, ayant
aperçu quelqu'analogie extérieure de la forme d'une
plante ou d'une racine avec telle ou telle autre partie
du corps, ont voulu conclure que cette substance

devait nécessairement agir sur cet organe. Par exemple, l'*orchis morio*, par sa ressemblance avec les organes sexuels de l'homme, était réputé augmenter les vertus prolifiques. Cette idée lumineuse peut se placer à côté de celle d'Aristote, qui, ne pouvant pas expliquer la nécessité des astres fixes, les a pris pour les têtes des clous qui soutiennent la voûte céleste.

Parmi les moyens peu rationnels, il faut encore placer la prétention d'établir, *à priori*, certaines vertus par le goût et par l'odeur. Indépendamment de tout ce que l'expérience journalière nous dit contre de pareilles suppositions, on aperçoit facilement que les médicamens les plus opposés offrent souvent le même goût, comme par exemple la plupart des acides. La même chose peut s'appliquer aux odeurs de substances, et souvent les agens les plus actifs qui exercent une action violente sur l'organisme, n'ont ni goût appréciable, ni odeur.

La chimie nous enseigne peu de choses sur les vertus des médicamens et touchant leur action sur l'organisme, car elle trouve les mêmes principes constituans dans les végétaux dont les propriétés sont souvent diamétralement opposées, et elle peut souvent, dans ses analyses, confondre la belladonne avec la carotte. D'ailleurs, différentes proportions des principes constituans trouvés dans les mêmes substances par les différens auteurs, nous disent assez à quoi il faut s'en tenir sur les analyses chimiques ; enfin , ces mêmes principes mathématiquement constatés ne nous apprennent ab-. solument rien de leur action intime sur l'organisme. Les recherches chimiques ont justement leurs limites là où la nature commence ses plus importantes opérations. Ajoutons que l'organisme est gouverné par une force vitale particulière, qui change et modifie toutes les autres ; ainsi , les travaux remarquables de Raspail et la découverte de l'isomérie, ont prouvé :

« 1° Que la matière, en tant que substance élabo-
« rée , assimilée , sécrétée par les forces vitales, soit
« animales , soit végétales, dans l'état actuel de la
« science, est en dehors des théories, qui n'ont en vue
« que la matière inorganique; 2° que la matière
« inorganique elle-même a des propriétés qui échap-
« pent à l'analyse ; 3° que certaines substances, d'ac-
« tions opposées ou dissemblables, offrent , à l'ana-
« lyse, les mêmes principes constituans, sans que
« leur action individuelle puisse en permettre la
« réunion. De ces conséquences découleront sans
« doute de grandes découvertes , et peut-être som-
« mes-nous destinés à apprendre qu'il n'existe

« qu'un grand principe moteur agissant sur tous les
« êtres et sur toutes les substances , et dont la seule
« force organique règle l'étendue et les mouve-
« mens. Ainsi, maintenant, de ce qu'un chimiste ne
« trouvera pas dans une substance le principe d'un
« corps quelconque, il est impossible de dire que
« la force agissante ne s'y trouve pas réellement.
« Elle a pu être tellement séparée de son enveloppe
« et de ses adhérences matérielles , qu'il ne puisse
« se manifester que comme la puissance active et
« impondérable. Dans les acides isomères , d'après
« l'analyse la plus rigoureuse , qu'on nous dise où
« réside le principe qui rend leurs actions absolu-
« ment dissemblables , et qui fait qu'avec les mêmes
« bases , ils produisent des corps ayant des formes
« et des propriétés individuelles et différentes. »

Restait donc aux médecins, pour découvrir les
vertus des médicamens , les moyens suivans :

1° Expérimentation au lit des malades ;

2° Expérimentation sur les animaux ;

3° Expérimentation sur l'homme sain (moyen employé par l'*Homœopathie*).

L'expérimentation au lit des malades , paraît au
premier abord plus rationnelle que tous les autres
moyens dont on se servait pour découvrir les propriétés des médicamens ; cependant , elle n'offre

pas plus de certitude que les autres, et ne peut soutenir un instant l'examen d'une critique sévère. D'abord, en la considérant sous le point de vue moral, on doit se demander si un médecin a le droit de faire ses expériences et ses études sur l'individu souffrant, sur un homme comme lui , dont il est appelé à soulager et à guérir les maux, dût-il même invoquer, pour excuser sa témérité, l'intérêt général? Pour faire une expérimentation exacte, sur les maladies, des vertus médicatrices des substances, il faudrait :

1° Expérimenter chaque substance médicinale dans toutes les maladies, afin de découvrir quelle est celle dans laquelle elle exerce une action véritablement salutaire ;

2° Expérimenter tous les médicamens successivement dans un cas donné de maladies, afin de reconnaître quel sera celui qu'il guérira le mieux.

Nous n'avons pas besoin de démontrer toute l'impossibilité et même le ridicule de pareilles expériences; il y a mieux : quand même on pourrait les exécuter, elles n'auraient aucun résultat positif, car l'individualisme malade, changeant à l'infini, amènera la confusion des symptômes morbides avec ceux qui sont produits par des substances médicamenteuses, de sorte qu'il sera impossible de distinguer ce

qu'on doit à la maladie de ce qu'on doit aux médicamens (1). Cette vérité est confirmée par l'aveu des
médecins de l'ancienne école eux-mêmes. Le professeur Alibert, dans ses *Nouveaux élémens de théra-*
peutique et de matière médicale, s'exprime là-dessus
d'une manière formelle, qui démontre en même-
temps toute l'incertitude de l'ancienne médecine.
Ainsi, dans le § XXXVII, des prolégomènes, il dit :
« Si l'on savait parfaitement en quoi consiste le pou-
« voir de guérison, dans quelles maladies il agit, de
« combien de manières il s'exerce, quelle est son
« étendue, son degré d'énergie, on aurait certaine-
« ment un système de connaissances plus positives
« et une pratique plus uniforme, *mais on aura éter-*
« *nellement raison de douter des effets salutaires qu'ont*
« *paru produire certains remèdes, quand on ne saura pas*
« *discerner ce qui appartient aux médecins de ce qui*
« *appartient à la nature.* »

Faut-il un aveu plus complet de l'incertitude et
du vague des connaissances des vertus des médicamens de l'ancienne médecine? celui-ci est d'autant
plus décisif, qu'il est fait par un de ses enfans de

____

(1) Le grand Sydenham a fait cette obervation, en disant :
« *Sæpe accidit ut facies morbi variet pro vario medendi pro-*
« *cessu, ac nonnulla symptomata non tam morbo quam medico*
« *debeantur.* »

prédilection. Comment! vous appliquez des médicamens, et vous ne savez pas ce que vous devez en attendre ? Vous devinez ce qui manque à la science
pour la rendre plus positive , et vous ne faites rien
pour y arriver; vous voguez à l'aventure sur la mer
des utopies; mais ce qu'il y a de pire, c'est que vous
arrêtez les autres et que vous mettez des obstacles
aux progrès des lumières; renoncez donc à un état
que vous ne savez faire qu'à-demi !

Si les études des matières médicales de l'ancienne école étaient faites, même au lit des malades, d'une manière logique, exacte, il y aurait
du moins une apparence de rationalisme; mais dans
les prétendus effets des médicamens, tout est hypothèse, erreur, fiction; presque jamais on ne les
administre seuls et uniques; on mêle deux, trois,
dix et quinze substances dans les formules favorites, et c'est ainsi qu'on les administre aux malheureux malades. Un effet se manifeste-t-il, on l'attribue à telle ou telle autre substance, selon le
bon plaisir, bien que nos faibles connaissances
chimiques s'opposent à une telle manière de pro-
céder; en effet, comment peut-on prétendre que
le mélange et la combinaison de plusieurs remèdes jouissent des vertus qu'on leur suppose isolé-
ment? On sait que la plupart des effets vomitifs,

purgatifs, sudorifères, diurétiques, ne sauraient être attribués à l'action des médicamens, mais bien aux efforts que fait l'organisme pour se débarrasser de la forte dose de substances nuisibles, en les expulsant par les vomissemens ou par les selles. C'est ainsi que ces prétendues vertus des médicamens, depuis Dioscoride jusqu'à nos jours, se sont transmises d'une manière traditionnelle. Un auteur les lègue à un autre, sans qu'on se soit donné la peine de faire des contre-épreuves dans des conditions plus rationnelles. La description de ces mêmes vertus attribuées aux médicamens dans les matières médicales, est vague, incertaine, obscure et contradictoire. Une autorité médicale attribue telle vertu à une substance, tandis qu'une autre la lui refuse. Semblables à ces oracles de l'antiquité, dont les sentences laissaient trouver à chacun ce qu'il voulait et ce qu'il prétendait obtenir, les matières médicales fournissent aux médecins un vaste champ à l'arbitraire. En outre, les médicamens, coordonnés par les rangs et les classes générales, offraient des rapprochemens les plus bizarres : ainsi la *belladonne* se trouve placée à côté de l'*opium* et de la *jusquiame* dans la classe des narcotiques ; *la quinine*, à côté du fer, dans la classe des toniques ; *le camphre* avec *la canelle*, dans la classe des excitans ; tandis que l'*acide nitrique* trouve jusqu'à trois classes où il peut entrer convenablement, comme par exemple dans celle des *caustiques*, des *astringens* ou des *excitans*; ainsi, l'on n'a en vérité que l'embarras du choix (1).

Quant aux expériences sur les animaux, quiconque a observé et examiné l'organisme humain, verra que cette manière de découvrir les propriétés des médicamens est erronnée et ne peut conduire qu'à de funestes méprises; car, malgré l'analogie

---

(1) Comment peut-on mettre au même niveau les différens médicamens, quand on voit les différentes oxidations du même métal exercer une action si opposée sur l'organisme? Les rafraîchissans, les excitans, les toniques, n'existent pas dans la nature et ne peuvent exister, pour quiconque veut réfléchir ! c'est la partie romantique et fantastique de la médecine. Mon Dieu ! si on les avait, on pourrait, bien à son aise, se tonifier, se rafermir à l'infini, prolonger l'existence, que sais-je? Mais la puissance vitale, cette étincelle divine des êtres organiques, n'est pas dans la fiole du pharmacien. Les médicamens n'agissent que tant que cette force existe et veut les accepter. Tout ce qui donne une direction favorable à l'organisme et produit la santé, est tonique ; tout ce qui rend malade, est affaiblissant. Ainsi tour-à-tour, selon les circonstances, tous les médicamens connus peuvent être et sont toniques, affaiblissans, excitans, résolutifs, rafraîchissans, et la classification admise par l'ancienne médecine est une des absurdités savantes sanctionnées par le temps, un jeu de mots nuisible : ceux qui ont la croyance aux toniques, seront bien disposés à chercher la pierre philosophale, la quadrature du cercle et l'absolu.

générale entre les animaux d'un ordre superieur et l'homme, on ne saurait sé dissimuler qu'il existe des différences infinies. Les animaux eux-mêmes, dans leurs différentes espèces, offrent ces variations des propriétés organiques sans nombre : une substance qui peut être avalée impunément par les uns, constitue un poison violent pour les autres (1). On observe que les porcs ne redoutent pas le venin du serpent, dont les effets sont si terribles pour les autres animaux ; les miasmes pestilentiels qui affectent certaines espèces d'animaux, sans porter aucun préjudice aux autres, fournissent encore un sujet grave de réflexion. En ce qui regarde l'homme, ses facultés intellectuelles et sa manière de vivre modifient tellement chez lui l'organisme animal, qu'on ne peut pas prétendre raisonnablement à statuer quelque chose pour lui, d'après l'expérience des médicamens faite sur les animaux. Nous avons démontré dans l'exposition de notre système, que l'individualisme de

(1) Quoi qu'une célébrité médicale de nos jours, soutienne et propage cette manière d'expérimentation, elle ne nous paraît pas moins erronnée et inconséquente. Si l'on déterminait, par exemple, les vertus médicales du *persil* d'après les expériences faites sur les perroquets, ce serait un violent poison égal à l'*aqua tophana*, et cependant nos bonnes femmes ne le redoutent pas dans leur pot-au-feu.

l'espèce humaine, l'âge, le sexe, le tempérament, les conditions environnantes, exigent des modifications infinies dans l'emploi des médicamens qu'il faut chercher dans la classe correspondante à ces conditions. Si l'acide nitrique ne convient pas aux personnes blondes, la noix vomique à celles qui sont douées d'un caractère doux et complaisant, comment peut—on appliquer raisonnablement aux hommes, les remèdes expérimentés sur un chien, ou sur un cheval? Ajoutons à cela le même reproche d'inexactitude de ces expérimentations; car on les faisait sur les animaux comme on les fait sur les hommes, c'est-à-dire en admettant seulement un ou deux des symptômes que l'on croit le plus essentiels (1).

Mais ce n'est pas le terme de tant de graves objections contre l'origine des matières médicales de l'ancienne école : il reste encore à faire un reproche capital que nous avons mentionné dans l'analyse de la méthode allopathique, et dont l'importance est telle, qu'il démontre à lui seul toute l'incer-

____

(1) Il y a dix ans, à-peu-près, que moi-même je faillis être victime d'une curiosité scientifique, car, étudiant les effets de la strychnine, j'ai pris cette substance sur la foi et l'autorité d'un expérimentateur connu, dans la dose administrée ordinairement aux chiens.

titude de l'ancienne médecine. Le voici : indépendamment des propriétés, des effets qu'on présume appartenir aux médicamens, l'essentiel est de fixer la durée de leur action; or, c'est une chose à laquelle on n'a pas songé le moins du monde; la durée de l'action d'un remède est-elle d'une seconde? d'une minute? d'un quart-d'heure? d'une journée? d'un mois? vous ne sauriez l'apprécier, aucune de vos matières médicales ne vous l'a appris depuis Hyppocrate jusqu'à nos jours inclusivement. Comment donc osez-vous administrer vos médicamens, ne sachant pas quand leur effet doit se manifester? Quel est le terme de la saturation? Si cette substance que vous appliquez, est forte et énergique, vous compromettez nécessairement l'existence ou l'avenir du malade. On peut offrir pour exemple le mercure, dont la plus faible dose exerce son action durant trois ou quatre semaines, et cependant, quel est l'hospice, quel est le médecin, qui ne le donne pas plusieurs fois par jour à ses malades, et encore en quantités prodigieuses, en accumulant une dose sur l'autre, sans que cela empêche la maladie de s'agraver. Vous, qu'une malheureuse destinée a fait passer par de semblables médications, et dont le corps est devenu un baromètre vivant, j'invoque votre témoignage à cet égard !

Donc, de toutes ces considérations que nous venons de reproduire, il résulte qu'il n'existe pas une autre voie rationelle pour découvrir les propriétés des médicamens, que celle indiquée par l'*Homœopathie*, c'est-à-dire : l'expérimentation sur les hommes dans l'état de la plus parfaite santé ou dans l'état physiologique ; alors, seulement, on a un point de départ fixe, car si l'on observe rigoureusement les règles diététiques, et si l'on éloigne tout ce qui pouvait, directement ou indirectement, agir sur l'organisme, et produire des symptômes morbides, on pourra être sûr, après avoir pris un médicament et ressenti tel ou tel autre effet, que ce dernier est dû à l'action de ce remède, et *que c'est sa propriété.* La répétition multiple de cette expérience sur beaucoup d'individus, et les phénomènes observés constamment, nous apprendront, d'une manière indubitable, quelles sont les propriétés de la substance qu'on étudie.

Qu'il me soit permis ici de faire un appel à l'impartialité et à la bonne foi de ceux qui voudront réfléchir sur ce sujet, pour qu'ils décident de quel côté se trouve le rationalisme et la logique. Est-ce du côté de Hahnemann et de ses sectateurs ? ont-ils choisi la route positive ? celle qui est la conséquence de leurs découvertes ? ou bien

est-ce du côté de ceux qui, appliquant les médicamens, ne savent pas d'une manière exacte leurs
propriétés, et ne cherchent pas même les moyens
raisonnables de les connaître? Est-il permis au corps
savant, dont l'article de foi est une science fondée
sur de pareilles notions, de se retrancher dans le rationalisme? Nous autres, à qui ces messieurs ont refusé toute logique, ou même le simple jugement,
ne pourrions-nous pas nous écrier avec Virgile :
« *Sed vos qui tandem ? quibus ante venistis ab oris?*
« *quove tenetis iter?* »

LA MÉTHODE HOMŒOPATHIQUE.

EXPOSÉ DES PRINCIPES.

« Si vostre esprit trop vehement
Ne contente son jugement,
Dans les effects de ceste école ;
Au moins i'en suis seur, verriez-vous
Qu'on combat toujours parmy nous,
De raison, non pas de parole. »

DAVID DE PLANIS CAMPIS. 1646.

La méthode *homœopathique*, qui constitue la base fondamentale de notre système, consiste dans l'application des médicamens, dont la manière d'agir sur l'organisme est semblable aux symptômes produits par la maladie ; nous prouverons par la suite combien ce procédé est réel et fondé sur la nature. D'ailleurs, en examinant les méthodes énanthiopathique et allopathique, nous avons démontré suffisamment que les possibilités de la guérison ne se trouvent pas dans ces deux procédés ; force nous est donc de les admettre dans l'action *homœopathique* ; mais ne voulant pas nous contenter des preuves négatives de la valeur de notre doctrine, nous les puiserons à la source même, en répondant aux objections, d'ailleurs futiles et rebattues tant de fois, que lui font ses adversaires.

Au commencement de cet exposé, nous croyons important de déclarer que l'apparence paradoxale qu'on veut trouver dans nos principes, ne tient qu'à la confusion que font beaucoup de personnes de ces deux mots : *analogie* et *identité*. Jugeant superficiellement, ils croient que l'*Homœopathie* enseigne à guérir les contusions par les contusions, les fractures par les fractures, une indigestion par un repas copieux. Les objections sont faites en conséquence. Cependant la plus simple réflexion suffit pour reconnaître quelle distance énorme existe entre l'*analogie* et l'*identité*. Les choses les plus ressemblantes ne sont pas les mêmes, et l'*Homœopathie* n'a jamais prétendu guérir par les identiques. L'*Isopathie* (1) elle-même, fille légitime de l'*Homœopathie*, par la préparation qu'elle fait subir à ses agens, éloigne jusqu'au soupçon de l'identité. La découverte de la vaccination, qu'on peut considérer comme un fait isolé des vérités *Isopathiques*, jouit, par ce même motif, d'une grande supériorité sur l'inoculation, car elle est fondée sur la loi d'analogie la plus rapprochée, tandis que l'inoculation n'est que l'*identité* : cette considération nous semble fournir un puissant argument en faveur de la loi des semblables; en même temps, c'est un exemple de la différence qui existe entre l'analogie et l'identité.

(1) L'*Isopathie*, appelée autrement *Homœopathie*, enseigne à guérir certaines maladies par les miasmes identiques, préparés comme médicamens.

I.

Dans nos réflexions physiologiques sur la vie, nous avons démontré ce qu'on doit entendre par la santé, c'est-à-dire : l'harmonie, et un parfait équilibre dans l'action de tous les organes et les systèmes de la structure humaine, correspondant au but proposé par la nature. L'état négatif de la santé, le trouble et la suspension de cet équilibre, constitue la maladie.

II.

La maladie se manifeste ou par certains signes matériels et extérieurement visibles à tous ceux qui entourent le malade, ou par des altérations intérieures dont l'existence n'est appréciable qu'aux sensations du malade lui-même; à la première classe appartient, le changement du teint, la chaleur, la vibration des artères, les éruptions cutanées, etc. ; à la seconde, les différentes sensations et les douleurs. Ces signes maladifs sont appelés par les médecins, les *symptômes morbides*, ils varient à l'infini, et leur étendue est très-grande; quant à leur importance, elle est relative, et souvent les symptômes les plus insignifians fournissent à l'observation de grandes lumières sur la nature de la maladie

III.

Comme on ne peut pas imaginer l'existence d'une maladie sans sa manifestation quelconque, ou autre-

ment, sans certains symptômes morbides, il en résulte que, comme la présence des symptômes nous
avertit de l'existence de la maladie, leur disparition
complète établit le témoignage de la guérison. Ainsi,
la maladie étant pour nous un total des symptômes
qui se présentent, comme il y a un nombre infini
de combinaisons de symptômes-morbides, il est
évident que les maladies ne peuvent pas porter de
noms génériques, mais qu'elles sont toujours l'expression des cas individuels.

IV.

Nous avons démontré qu'il est impossible, par
aucune déduction, de pénétrer dans le sens intime,
et de découvrir l'origine des maladies; force est
donc de nous tenir au positif, c'est-à-dire aux signes
visibles de ces mêmes maladies, ou à leurs symptômes. Comme les guérisons ne s'opèrent que par la
disparition complète et durable des symptômes morbides, c'est donc là que doit être dirigée toute la ten-
dence de la médication. En effet, il n'existe pas d'autre voie pour reconnaître et pour guérir les maladies,
que celle qui résulte d'une étude exacte et la plus
étendue possible des symptômes, unie à une observation raisonnée de leurs causes occasionnelles. Toute
théorie fondée sur les hypothèses, ne conduit qu'à
des erreurs funestes, et sans doute un des princi-

paux services que l'*Homœopathie* a rendus à la science et à l'humanité, c'est d'avoir opéré un divorce éternel avec la partie spéculative de la médecine, qui, prétendant expliquer le sens et l'origine des maladies, adaptait en conséquence à ces rêves les méthodes curatives. L'objection que, dans ce cas, l'*Homœopathie* ne serait qu'une médecine symptomatique, non seulement n'est pas admissible, mais tombe de tout son poids sur l'ancienne école : l'*Homœopathie*, en effet, ne dirige pas ses moyens uniquement contre quelques symptômes choisis parmi les plus importans, mais, considérant la maladie comme un total, elle les embrasse tous ; nécessairement alors elle effectue des cures radicales et durables, tandis que sa sœur aînée, tendant à diminuer l'intensité des symptômes qu'elle suppose les plus essentiels, expliquant les autres par les relations sympathiques et antipathiques (*antagonismus et consensus*), ne fait pas de cas de ces symptômes et les néglige en se contentant de l'atténuation des plus essentiels ; alors c'est elle qui fait proprement la médecine symptomatique et palliative. Ainsi, ses cures, sauf les cas où elle procède d'après *les lois des semblables*, ne sont que la suspension des maladies, ou l'échange de maux naturels contre les artificiels, comme nous avons démontré cela ailleurs.

V.

En administrant une substance quelconque, douée d'une action incontestable sur l'organisme vivant, deux phénomènes essentiels se font remarquer :

1° Action de cette substance, manifestée par certains symptômes, appellée *action primitive*.

2° Réaction de l'organisme à la suite de cette influence, qui se manifeste par les symptômes diamétralement opposés à l'action primitive, et qui s'appelle *action secondaire*.

Pour mieux comprendre la chose, prenons un exemple : ainsi, le vin est une liqueur spiritueuse, dont l'action sur le corps humain est très-prononcée. Il produit d'abord un surcroît de vitalité; grâce à ses effets, la circulation et la chaleur animale augmentent : sous le rapport moral, l'esprit devient plus gai, plus vif, il est à la fois lucide et communicatif, etc.; voilà *l'action primitive*. Mais cet état ayant duré quelque temps, il donne place aux phénomènes tout-à-fait contraires, comme la faiblesse et la diminution de l'énergie vitale, et, sous le rapport moral, inaptitude intellectuelle et fatigue; voilà la *réaction* ou l'effet *secondaire*. On pourrait citer mille exemples pareils, qui prouvent que la réaction est diamétralement opposée aux effets primitifs. L'ancienne médecine connaît bien et ne désavoue pas cette loi de la na-

ture vivante; mais, tout en l'admettant, elle la néglige, et ne lui donne pas ce rôle important qu'elle
doit tenir dans la guérison des maladies.

VI.

Puisque l'expérience et l'opinion unanime des écoles, nous apprennent que les effets secondaires sont
diamétralement opposés à leur action primitive; puisque les médicamens ne guérissent pas les maladies
par leur action continuelle et permanente (car celle-ci
ne va pas au-delà de l'espace du temps déterminé), mais
qu'ils stimulent l'organisme à une réaction nécessaire, ou mieux à un rétablissement d'équilibre dé-
rangé; puisque enfin l'existence des maladies consiste
dans la manifestation de ces symptômes, et la guérison
dans leur disparition complète; il en résulte que,
pour obtenir des effets opposés durables, ou en d'autres termes pour *trouver le contraire de la maladie, c'est-
à-dire la santé, il faut nécessairement agir dans la direction des symptômes qui se présentent,* et de la manière
la plus rapprochée; alors la réaction s'établissant sur
tous les points affectés, la guérison n'en sera que
plus prompte et plus complète, en raison directe de
cette analogie. N'est-il pas évident que la saine logique ne permet pas de chercher ailleurs des moyens
curatifs que dans l'analogie ou dans la loi des semblables ? Si l'on venait à repousser cette grande loi,

il faudrait renoncer à tout raisonnement rationel sur
les choses. C'est l'analogie qui constitue un des principaux ressorts de la nature vivante , c'est elle qui
perpétue et soutient l'intégrité des espèces des animaux , en rapprochant deux êtres qui se ressemblent
lorsqu'il s'agit de la procréation. L'assimilation, ce
puissant levier du monde organique , n'est-elle pas
aussi soumise aux lois des analogues ; n'est-elle pas
d'autant plus rapide , restaurante , parfaite en un
mot, que la propriété des substances ingérées s'ap-
proche davantage de la nature de l'organisme qui
l'emploie? Si donc partout nous rencontrons l'harmonie , l'analogie, le rapprochement (1) , le seul

(1) Dans la séance de l'Académie des Sciences (10 avril 1857),
M. Geoffroy Saint-Hilaire, dont l'opinion dans les sciences naturelles peut faire autorité, a lu un admirable mémoire sur la théorie des analogues, source de conceptions synthétiques. Cette théorie,
qui s'attache à ramener partout la diversité à l'unité, compte
aujourd'hui, surtout en Allemagne, de nombreux partisans ; le
savant naturaliste français a signalé tous les avantages de cette
théorie : une idée produite par une puissante généralisation, dit-
il, est une véritable conquête, elle y règne dans la pensée générale, et devient comme l'âme des faits, de la même manière que
si elle avait à remplir une mission à laquelle rien ne peut s'opposer ; chaque obstacle qu'on jette sur son passage, n'a d'autre
effet que de faire développer de nouvelles forces réactives qui
augmentent sa puissance. Bien que cette théorie des analogues
semble de fraîche date, l'esprit et les révélations de cette règle
remontent à Buffon, qui, en 1749, écrivait qu'il existe *un dessin
primitif universel,* dont on peut suivre très-bien toutes les trans-

moyen d'établir l'équilibre troublé de l'organisme,
ou autrement la guérison des maladies, sé trou-
vera-t-elle dans les contrastes et les différences?

formations; première pensée en germe de la théorie des analogues : les esprits forts sont d'abord convaincus, et, définitive-
ment ils rallient à eux tout le reste des travailleurs.

L'auteur rappelle ici la discussion qui eut lieu naguère entre
lui et Cuvier, touchant l'unité de l'organisme, et en rapporte l'o-
rigine réelle à ce principe qu'émit Cuvier dans un de ses rapports : l'histoire naturelle est uniquement la science des faits
particuliers, principe qui fut considéré généralement comme
une improbation des opinions de M. Geoffroy Saint-Hilaire.
L'attaque s'adressait implicitement, selon celui-ci, à l'immortel Buffon, qui n'avait cessé de prêcher d'exemple, et de recom-
mander la prééminence de l'histoire générale. La pensée que
Buffon, compris enfin du dix-neuvième siècle, serait un jour
considéré comme le véritable, l'heureux fondateur de la philosophie de la nature, avait vivement préoccupé M. Geoffroy. Avant
que le public pût comprendre toute la profondeur des hautes vues
de l'histoire naturelle générale, il fallait qu'il eût passé par le mode
d'études suivi jusqu'à ce jour, qui ne tient compte que de cas
différentiels. De sublimes conceptions, telles que celles de Buffon,
ne pouvaient être comprises aussitôt qu'émises, soit en raison de
l'ignorance du siècle, soit en raison des éminentes qualités de
l'auteur. Durant sa vie, ses contemporains ne virent en lui que
le grand écrivain, et méconnurent presque le grand naturaliste.

Certes, poursuit l'auteur, ce fut pour l'humanité une glorieuse
époque, que celle où Newton livra au monde sa pensée d'attrac-
tion, et la philosophie qui se rattache à cette sublime expression.
Là pourtant n'était point une conception d'un caractère décidé-
ment omnipotent, elle attestait un progrès immense sans doute,
mais seulement applicable à une certaine classe des sciences, telle
que l'astronomie ; il resterait donc, suivant l'auteur, cette ques-

dans *l'antipathie* et *l'allopathie?* non, mille fois non!
ni la raison, ni l'expérience, ne peuvent l'admettre.
Au reste, l'ancienne médecine n'a-t-elle pas rendu
un hommage éclatant au principe *similia similibus,*
en se servant et choisissant les médicamens de l'action périodique contre le type intermittent et périodique des maladies, comme par exemple : la quinine dans la fièvre intermittente? Mais ne pouvant
pas se rendre compte de l'inefficacité de ces mêmes

tion à décider, si en raison de l'universalité de la philosophie de
Buffon, il n'y aurait point à faire dater la philosophie naturelle
de l'année **1749**, année glorieuse pour l'humanité, où parut le
commencement de son histoire naturelle générale. Buffon, net-
tement expliqué par Goethe, et *la théorie des analogues, doré-
navant invoquée comme une source d'inspirations et de bonnes
règles dans de grands travaux concernant les études de l'organisation*, voilà la bonne fortune dont, avant la fin de l'année
courante, sera dotée, suivant les paroles de M. Geoffroy, la littérature philosophique en France. C'est d'un livre écrit par Goethe
qu'il s'agit, et dont le savant académicien annonce la traduction
en français, livre qui présente réunis par la pensée, tous les frag-
mens qui ont été écrits sur la science de la nature, depuis cinquante ans, et qui sont disséminés dans les diverses collections
du temps. Ce livre de Goethe, se demande M. Geoffroy, sera-t-il
le signal d'une révolution dans nos idées? je l'espère. Il est temps,
ajoute-t-il, que la préoccupation exclusive *des cas différentiels*,
si long-temps souveraine, soit reconnue n'être *qu'une étude ru-
dimentaire*, qu'une pensée du premier âge, et que l'ère des *res-
semblances* des rapports philosophiques s'élève enfin dans notre
France si puissamment remaniée, et mûrie par notre gigantesque
révolution.

médicamens, dans certains cas, on a décidé que,
cette substance n'était pas un spécifique de la fièvre,
mais de la périodicité ; et par ce jeu de mots, on a
cru satisfaire le rationalisme.

VII.

Si l'on admet que la maladie est le trouble dans
l'harmonie de l'organisme, qu'elle ne se manifeste
que par des symptômes qui, pris ensemble, font un
total ; il est évident que, pour le retour à la santé,
il faut que tous les symptômes éprouvent l'action
simultanée des médicamens, afin que les effets secondaires puissent s'opérer également sur tous les
points affectés ; autrement, une réaction partielle et
incomplète, laissant les autres symptômes intacts,
ne rétablirait jamais l'harmonie nécessaire. Cette
considération nous fait voir toute l'importance de
cette loi de notre école, qui veut que tous les symptômes maladifs soient simultanément embrassés
par l'action médicamenteuse.

VIII.

De tout ce que nous venons de dire dans l'article
précédent, on peut tirer cette conclusion importante :
que les médicamens doivent être administrés seuls,
et à l'état simple et jamais mélangés ; puisqu'il est
reconnu que chaque substance médicinale possède
des propriétés *sui generis*, des caractères individuels

différens de ceux des autres, jusqu'au point de ne pas admettre aucun remplacement, aucun mélange, aucun surrogat. L'influence de chaque médicament lui est propre et individuelle; et même sans entrer dans des hypothèses sur la manière dont agissent les médicamens, sur leur degré d'action, sur le genre d'excitabilité réactive qui leur est propre, on peut reconnaître comme principe, que tous ces effets sont variables selon la nature du médicament. Or, en employant plusieurs substances à la fois, il paraît démontré que l'influence spécifique différente ne saurait avec autant de certitude rétablir l'équilibre troublé. Cette idée que nous reproduisons comme une simple observation, sans vouloir établir là-dessus quelque chose de positif, se trouve parfaitement d'accord avec les lois et les préceptes de l'*Homœopathie*.

IX.

En agissant sur l'ensemble des syptômes maladifs, sur la source et le siège du mal, il est naturel qu'on soit très-réservé quant à l'énergie des moyens qui doivent être proportionnels à l'état d'excitabilité de l'organisme. De là dérive le besoin impérieux des *petites doses* de médicamens comme les emploie l'*Homœopathie*. Nous consacrerons le chapitre suivant à la solution de cette question importante, en nous permettant de faire ici une remarque sur la grandeur et tout à la fois sur la simplicité de notre méthode : on y voit cette harmonie qui caractérise un système vraiment logique ; ici tout s'enchaîne, une chose sert à l'explication de l'autre, une idée amène la suivante, une vérité découle de celle qui la précède ; point de paradoxes, ni de contradictions choquantes. Certes, un tel accord sous le point de vue raisonné et expérimental, constitue le plus grand éloge d'un système, et peut être considéré comme la pierre de touche de la vérité. Voilà les considérations qui nous paraissent démontrer suffisamment que l'*Homœopathie* ne s'appuie que sur des bases solides et rationnelles. Quiconque pense logiquement, et tous ceux à qui l'intérêt n'a pas imposé silence ou désapprobation, apercevront avec facilité que l'avenir est réservé à notre doctrine.

N'ayant pas la prétention de donner un cours de l'*Homœopathie* dans cet ouvrage, nous nous bornons aux généralités. Les détails des procédés homœopathiques sont parfaitement traités dans les ouvrages de Hahnemann et de tant d'autres auteurs remarquables ; nous y renvoyons ceux qui veulent l'étudier. Il nous reste à dire un mot pour expliquer l'origine des maladies chroniques, d'apres l'*Homœopathie*.

La résistance de certaines maladies aux moyens qui sont ordinairement suffisans pour les extirper, certaines souffrances ou plutôt certaines incommodités, qu'on ne saurait considérer comme des maladies positives, et qu'éprouvent beaucoup de personnes qui ne peuvent pas se rendre compte de la cause de leur maladie, amenèrent Hahnemann à rechercher là des germes morbides qui, sommeillant dans l'organisme, s'éveillent à chaque occasion favorable, et par leur présence éternisent la durée des maladies. Ces germes, ou plutôt les miasmes morbides, selon nos connaissances actuelles, sont au nombre de trois, savoir : le *gàleux* ou *psorique*, le *syphilitique* et le *sycotique* (1).

C'est une hypothèse, nous en convenons ; cependant aucune supposition ne peut avoir plus de probabilité aux yeux de l'expérience : elle devient une certitude pour celui qui, en profond observateur, voudra étudier les anomalies du corps humain. Quiconque dans sa pratique, en rencontrant les maladies longues et opiniâtres, tiendrait un compte exact de la statistique, y verrait que sur dix malades atteints de maladies chroniques et rebelles, neuf devront leur mal à la syphilis, à la sycosis ou à la gale qui les ont précédé. L'existence de l'un de ces trois miasmes dans l'organisme, est souvent si positive et si palpable, qu'un habile homœopathe pourra deviner

(1) *Sycosis.* — Ainsi s'appelle le miasme générateur des verrues et des excroissances.

leurs traces rien qu'à l'inspection de la figure ou d'après l'extérieur du malade, et cela avant qu'il lui ait fait aucune question (1).

Le succès de l'*Homœopathie*, dans le traitement des maladies chroniques les plus opiniâtres qui, jusqu'à ce jour, ont résisté à tous les efforts de la médecine, ne confirme-t-il pas la vérité de la théorie de Hahnemann? Cette théorie explique admirablement tout ce qui a été si ténébreux dans l'ancienne médecine. Ainsi, les maladies hériditaires, admises par l'école, ne sont jamais expliquées d'une manière satisfaisante aux yeux de la raison : c'est une réponse évasive, ce n'est point une théorie logique que la pathologie nous donne sur ce point. Ces germes des maladies qui se transmettent d'une génération à l'autre, sans manifester aucun changement appréciable dans la structure anatomique des individus, qui se développent à temps donné et résistent à tous les efforts de l'art (souvent efficace dans de pareilles affections non hériditaires),

(1) Ces caractères sont difficiles à décrire : on les sent, on les saisit, sans pouvoir se rendre compte de la manière dont on les a conçus ; l'œil observateur ne pénètre-t-il pas souvent jusqu'à la profondeur de la pensée elle-même? pourquoi les choses matérielles nous échapperaient-elles? quel est le médecin, un peu expérimenté, qui ne reconnaîtra pas au premier coup-d'œil, le malade qui a eu quelques paroxismes de la fièvre intermittente, de même que les scrophules, la débauche, l'abus des boissons, etc.

ne devaient-ils pas mettre les médecins sur les traces des miasmes morbides?

L'existence des miasmes morbides n'est-elle pas assez prouvée par les diathèses (*diatheses seu fundamenta morborum*), qui ne constituent pas par elles-mêmes des maladies, si ce n'est par le degré du développement qu'elles acquièrent, qui minent insensiblement et font languir l'organisme, et stygmatisent l'extérieur de leurs traces irrécusables? (comme, par exemple, la scrofule avec toutes les nuances et les gradations, depuis l'aspect gracieux de la peau la plus délicate, le teint diaphane d'une jeune beauté, jusqu'aux monstruosités les plus repoussantes, et pour ainsi dire la dissolution de l'organisme vivant : comme le scorbut et le carcinome).

Pour prouver que les miasmes constituent l'unique cause des diathèses, et rendre par cela même un hommage à la sublime conception de cette théorie des maladies chroniques, il suffit d'observer et de réfléchir sur les résultats de l'influence de certains miasmes morbides sur le corps humain. Ainsi, prenons pour exemple le virus syphilitique et celui de la petite vérole : le premier dispose à ce qu'on appelle la diathèse scorbutique; quand au second, nous avons vu (et d'autres sans doute aussi) que les sujets robustes qui n'indiquaient aucune disposition, de-

venaient scrofuleux après avoir subi la petite vérole,
et de là ce grossissement des traits du visage chez les
personnes qui ont eu cette maladie ; si mes observations sont justes, il paraît que le choléra lui-même
laisse dans l'organisme quelque chose de pareil à
cette cachexie; on pourrait dire autant de la peste.
N'est- il pas évident et impérieux, d'admettre les
miasmes comme la source unique des diathèses ? (1)

(1) Ici se présente encore une de ces inconséquences de l'ancienne
médecine, que nous devons signaler. On reconnaît bien les diathèses morbides, on sait ne posséder aucun moyen curatif, par exemple, contre la diathèse carcinomatique, et cependant on opère, on
ampute les seins et les cols de la matrice atteints par le cancer; mais,
malgré l'opération, la même maladie ne tarde pas à se déclarer dans
la plaie, ou bien elle affecte les organes intérieurs (*) et emporte
les malades. Les milliers d'exemples funestes n'arrêtent pas ces
habiles chirurgiens, qui se contentent d'avoir fait admirablement
l'opération, quand bien même le malade devrait mourir quelques
jours après; cela s'appelle un succès complet. Ceux qui blâment les
incohérences de la médecine, en vantant la perfection de la chirurgie moderne, ne savent pas ce qu'ils disent, quand même ils
auraient invoqué l'autorité de J.-J. Rousseau; car, sauf les cas
accidentels (là encore non sans exception) où la chirurgie est positive, elle marche le reste du temps toujours à côté de la médecine, et n'est guère plus parfaite que proportionnellement à
cette dernière. Il n'existe aucune démarcation entre la médecine
et la chirurgie: une plaie, une fraction soumise aux soins chirur-

(*) Malgré ce que dit là-dessus Hippocrate : « *Quibus occulti cancri*
« *fiunt eos non curare melius est, curati enim cito pereunt. Non cu-*
« *rati vero longius tempus perdurant.* »

Sect. vi, Aphor. 38.

Mais, si l'on réfléchit sur la manière dont les
miasmes affectent l'organisme humain, si l'on étudie
leurs transitions, un nouveau et vaste champ d'in-
vestigations s'ouvre devant l'œil scrutateur ; on rendra grâce à la Providence, de nous avoir indiqué
les chemins des vérités utiles et importantes, qui paraissaient échapper à jamais à nos sens et à nos conceptions. Qui n'a pas remarqué ces principes cons-
titutifs des maladies rester pendant des années en
état d'incubation, sans produire aucun changement
remarquable dans l'organisme? témoin la vaccine.
Parfois ces miasmes se repoussent mutuellement :
ainsi, on a vu la maladie vénérienne préserver de la
peste, de la gale, *et vice versâ;* comme aussi on a vu
des monstruosités par les combinaisons inexplicables des miasmes morbides. Il est probable qu'en

gicaux ne sont-elles pas intimement liées avec la disposition de
l'organisme entier, pour admettre les soins exclusifs, extérieurs
ou purement mécaniques? On n'est donc pas un bon chirurgien
que lorsqu'on est aussi un excellent médecin ; autrement, comment pourrait-on indiquer si l'opération est nécessaire ou non,
si le malade ne peut pas être guéri avec ou sans le scalpel ? Nous
le répétons, la chirurgie ne peut être parfaite quand la médecine
est erronnée; la partie opératoire, considérée abstractivement, n'est
qu'un pur mécanisme et qu'une main-d'œuvre, et plus d'un boucher
pourra rivaliser sur ce point avec le plus habile chirurgien; témoin ce fait historique d'un boucher nommé Nuffer, en Allemagne, qui a exécuté neuf fois l'opération césarienne avec succès.

appréciant mieux la nature de différens miasmes, on pourra désormais détruire les uns par les autres, ou préserver de la contagion, en établissant dans le corps la permanence de ceux de ces miasmes qui lui sont moins nuisibles, comme encore prouve la *vaccine ;* et aussi, ne voit-on cette même vaccine être repoussée constamment par certaines organisations. En faisant nos recherches sur ce résultat, nous avons trouvé dans ces cas la présence d'un autre virus hériditaire ou acquis, qui s'opposait à l'assimilation du venin de la vaccine. Ces considérations jettent une grande lumière sur l'étude des miasmes ; déjà on prétend remplacer la vaccination par l'usage de ce virus à l'intérieur, préparé à la manière des médicamens homœopathiques, qui doit avoir les mêmes conséquences préservatives. Ainsi, cette doctrine des miasmes, étrangère à la plupart des médecins, est poursuivie avec ardeur et persévérance, surtout en Allemagne, par quelques esprits profonds et éclairés ; connue sous le nom d'*Isopathie*, déjà elle a mis au jour plusieurs vérités utiles et admirables, autant importantes sous le point de vue scientifique, qu'honorables pour le courage de ceux qui les découvrent. Et certes, celui qui, dans l'intérêt de la science et de l'humanité, avale chaque jour un poison, un miasme destructeur, c'est-à-dire pire que la mort elle-même, — qui n'entrevoit pas, comme dans les autres genres de dévouement, ni la gloire, qui ne luira peut-être jamais sur sa tombe, ni des applaudissemens d'une foule ébahie, — qui n'a pas souvent d'autre compensation que la haine implacable, que le persifflage des quelques petits savans, docteurs tout pétris d'amour-propre, d'orgueil et d'ignorance, dont la gloire et les travaux scientifiques sont demeurés inconnus, — celui-là, dis-je, n'a-t-il pas plus de mérite que les héros trempés dans le sang, dont le passage est une calamité pour l'espèce humaine ?

Nous dépasserions de beaucoup les limites de cet ouvrage, en voulant rapporter toutes les nouvelles découvertes faites par l'*Isopathie*, car elles exigeraient déjà un traité à part. Peut-être l'*Homœopathie* elle-même n'est qu'un passage, qu'une transition, peut-être sommes-nous à la veille d'une grande révolution scientifique. Va-t-elle s'opérer à Paris ? à Berlin ? à Vienne ? à Naples ? personne ne le sait. Ne croyons pas avoir amassé sur un seul point toutes les ressources, tous les élémens scientifiques. « L'univers, a « dit lord Byron, est un grand livre dont on n'a lu « que la préface, quand on n'a vu que son pays. »

Toutes les maladies chroniques viennent-elles uniquement de la triple origine des miasmes que leur a désigné Hahnemann (1)? Nous en doutons fort. Il nous semble que les nouvelles découvertes nous indiqueront d'autres sources morbides miasmatiques, et, sans contredit, c'est un point important de la science, vers lequel nous devons diriger toutes nos recherches.

(1) Il n'y a pas long-temps qu'on a proclamé avoir trouvé dans les croutes galeuses, un insecte nommé par les naturalistes *acarus scabioides*, et vite on a crié à la grande découverte; c'est l'acarus qui est l'origine et la cause de la gale; et les adversaires de l'*Homœopathie* (ou plutôt de sa théorie des maladies chroniques), ont saisi cette découvrte dernièrement prétendue nouvelle et connue depuis un demi-siècle), croyant anéantir la plus belle découverte. Mais l'*Homœopathie* avec ses principes, restera debout, quand-même on pourrait constater que l'acarus est la cause de la maladie galeuse; les observations miscroscopiques ne nous ont-elles pas démontré partout, des êtres vivans dans toutes les liqueurs inorganiques et organiques, dans du lait, dans le sang, dans le sperme? Aussi, on a confondu la cause avec les effets, car qui osera affirmer sans dire adieu au bon sens, que l'*acarus* du fromage est la cause de sa décomposition? D'après cette logique, ce seront donc les poux qui constituent la cause de cette terrible maladie, appelé *phtriasis !*

RÉFLEXIONS

SUR LA PETITESSE DES DOSES DES MÉDICA-MENS EMPLOYÉES PAR L'HOMŒOPATHIE.

« Corporis exigui vires contemnere noli
« Consilio pollet cui vim natura negavit. »
DIST. CATON.

En examinant cette question, qui d'ailleurs n'est que secondaire dans l'*Homœopathie*, et qui cependant, pour quelques esprits superficiels, paraît une grave objection et même la plus importante, nous devons déclarer d'avance à ceux qui attaquent notre doctrine sur ce terrain, que ce reproche ne rend leur ignorance du sujet que plus patente.

L'*Homœopathie* n'est ni une question, ni une réforme, dans ce qui touche les doses des médicamens : son grand principe *est la loi des semblables.* C'est là qu'il faut diriger les objections qu'on lui oppose, il faut démontrer *à priori* et *à posteriori* que la grande loi des semblables n'existe point dans la nature, que ce n'est pas par l'analogie que s'opèrent les guérisons de l'organisme malade. Alors seulement notre doctrine sera anéantie ; mais quand on

attaquera seulement la manière d'appliquer les médicamens au lieu du principe de l'idée qui la guide, l'objection sera toujours puérile et ridicule. Si demain
nous nous avisions d'administrer à nos malades les
médicamens par onces et par demi-litres, les appliquant toujours d'après la loi *similia similibus*, nous n'en
serions pas moins *Homœopathes* qu'aujourd'hui; et de
l'autre côté, quand vous prescrivez journellement à
vos malades, un demi-grain de *tartre stibié* délayé
dans plusieurs onces d'eau (*in refracta dosi*), une
fraction de grain de rhubarbe (comme tonique) ou
d'*ipecacuanha* (comme antispasmodique ou expecto-
rant); quand vous donnez une goutte d'huile *de
croton tiglium* délayée avec plusieurs onces d'émul-
sion, vous ne faites pas cependant, pour cela, la médecine homœopathique. Mais quand vous demandez
pourquoi nous employons des doses si petites, ne
pourrions-nous pas vous demander : pourquoi en ad-
ministrez-vous de si fortes ? ou bien pourquoi n'en
employez-vous pas de plus grandes encore, vu que
celles-ci sont inefficaces ? Ainsi les malades qui sup-
portent un grain de certaines préparations du mercure, peuvent également en suporter deux ou trois.
Qu'est-ce donc qui vous arrête ? Si vous faites usage
de pareilles doses depuis des siècles, cela ne prouve
pas que la nature des choses l'exige ainsi, mais

cela atteste seulement votre goût pour l'arbitraire et le peu de notions exactes que vous avez. Chose extraordinaire, malgré que la sublime décision au sujet des doses gît dans l'expérience, les objections contre les doses homœopathiques se font *à priori !* Personne n'est venu nous dire : j'ai expérimenté pour savoir si les atomes peuvent produire une action quelconque sur l'organisme vivant, et j'ai obtenu des résultats négatifs ; alors sans doute on vérifierait les expériences, et la vérité pourrait paraître ; mais, quand pour toute réponse, on nous répète jusqu'à satiété : c'est incroyable, c'est impossible, c'est contre toute logique ! de quoi faut-il accuser de pareils adversaires? Ne doit-on pas leur rappeler que la logique égoïste et intéressée n'est pas d'accord avec la nature, et qu'elle les confond à chaque instant par des faits incontestables ? Nous citerons un seul fait, connu de tous les médecins : le *tartre stibié* pris à la dose de trois grains, produit un vomissement violent ; or, d'après cette logique, quinze, vingt ou quarante-huit grains doivent produire un effet cinq, sept et quatorze fois plus fort. Cependant il n'en est pas ainsi, car, après avoir avalé vingt-quatre, et quarante-huit grains de ladite substance , on n'aperçoit aucun de ces phénomè-

10.

nes terribles (1) : on ne vomit plus, le pouls se ralentit, l'appétit augmente. Où donc chercher de la logique? nous défions qui que ce soit de nous expliquer ce fait, ou de nous le contester. Il est évident, par cet exemple, que la force des agens thérapeutiques ne va pas toujours en raison directe de la quantité et de la masse, mais plus souvent en raison inverse, mode qui, sans doute, a de certaines limites, comme nous le démontrerons plus bas.

Pour nous, la question des doses homœopathiques est si claire, si évidente, que nous sommes étonnés qu'on puisse attaquer notre doctrine sur ce terrain : c'est une conséquence forcée de nos principes basés sur l'analogie. Considérant abstractivement, rien dans la nature n'est grand, ni petit : les choses grandes ne le sont que relativement aux autres, les plus petites sont encore infiniment plus grandes que rien. Qui de nous, d'ailleurs, serait assez peu conséquent pour prétendre qu'une chose n'existe pas, par cela seul qu'on ne l'aperçoit pas? ce serait prendre les limites de nos sens pour les limites de l'univers et de la nature, dont les phénomènes les plus admirables commencent justement là où finit le pouvoir de nos perceptions.

(1) Plusieurs personnes ayant pris des doses énormes d'émétique, dans le but d'empoisonnement, ont été vivement désappointées.

Un univers, pour ainsi dire nouveau, d'êtres vivans, mouvans, doués d'organes internes et externes, existe, sans que nous puissions les apercevoir; est-il permis pour cela de nier leur existence (1)? Encore, il faut dire que les médicamens homœopathiques sont appréciables au goût et aux recherches chimiques.

Les substances odoriféres qui répandent autour d'elles, pendant des années, des molécules imperceptibles et cependant appréciables à l'odorat (2), sans perdre rien de leur poids et de leur masse effectives, ne militent-elles pas en faveur des doses homœopathiques? Mais nous citerons un fait, aussi extraordinaire que remarquable, qui confond encore

(1) Ce serait renouveler l'histoire de Micromegas, ce fameux géant de Saturne, qui, apercevant à l'aide du miscroscope notre chétive espèce humaine, demanda comment on pouvait exister dans un état si voisin du néant? et s'il se pouvait trouver des êtres plus petits encore? Et cependant, Dieu le lui pardonne! il fut secrétaire perpétuel de l'Académie dans sa planète. (Voy. le roman de Voltaire.)

(2) Plusieurs personnes malades apprécient parfaitement et distinguent le goût des médicamens homœopathiques, à la 30ᵉ dilution, ou du moins en sentent les différences. Je connais quelqu'un qui, par odorat, peut reconnaître tous les métaux sans les toucher: or, argent, cuivre, zinc. — Une dame ayant pris un globule de soufre à la 30ᵉ dilution, son mari et toutes les personnes qui l'entouraient ont reconnu cette substance par l'odorat; car, pendant plusieurs jours, sa transpiration sentait tellement le soufre, qu'il était impossible de ne pas s'en apercevoir.

plus notre chétive logique, quand elle veut se me-
surer avec les phénomènes de la nature; nous voulons
parler des résultats des expériences faites par M. Les-
lie. Un morceau de musc, placé dans un appartement hermétiquement fermé, dépense entièrement
son odeur dans l'espace de quelques mois. Devenu
ainsi inodore, si vous le placez dans une atmosphère chargée de miasmes putrides (par exemple,
les latrines), il reprend l'odeur qui lui est propre,
sans avoir varié dans ces deux conditions quant au
poids. Le même musc qui ne perd pas ses qualités
odorifères à l'air libre, pendant vingt ans, les dissipe entièrement, au bout de quelques mois, dans
un appartement fermé, pour les regagner ensuite
dans l'atmosphère putride des latrines! Il existe
donc, dans le corps, des propriétés qui se développent et se perdent, selon les circonstances, et qui se
reproduisent d'elles-mêmes. Après cela, oserons-
nous nier le développement des forces médicatrices
par les dissolutions et triturations? Ce procédé, qui
change déjà la forme extérieure des corps et leur so-
lidité, comment ne changera-t-il pas leurs vertus?
Quelle analogie peut-on reconnaître entre le charbon
et le diamant, qui cependant n'est que la cristallisation
du premier? Quelle différence des propriétés avec le
changement de la forme! La nature n'emploie-t-elle

pas dans ses actes les plus énergiques des moyens de la dynamisation et de la divisibilité infinie?

L'action si puissante des eaux minérales, dont la force médicatrice n'est nullement en rapport à la petite quantité de principes qu'indiquent les analyses chimiques, leur extrême atténuation, leur manière d'agir analogue aux médicamens homœopathiques, agravant d'abord les maux et rappelant les anciens symptômes, enfin, produisant des effets et complétant la guérison long-temps après la cessation de leur usage, toutes ces circonstances ne doivent-elles pas attirer l'attention des observateurs? Oui, nous le répétons, la nature n'opère pas ses grands mystères que par la divisibilité infinie. Comment s'opèrent les combinaisons chimiques des substances? comment se fait la solution? comment se répand le calorique? et ces miasmes délétères insaisissables par leur volume, et toutefois si manifestes par leur action, qui peut nier leur puissance par la seule raison qu'on ne les aperçoit pas? La peste, le choléra, le miasme marécageux, les fièvres intermittentes, sont-ils visibles ou appréciables à nos sens? La même chose n'arrive-t-elle pas avec les médicamens? dans l'état brut et compacte, leurs vertus sont enchaînées par la force attractive, et eux-mêmes n'ayant de contact avec l'organisme que par leurs surfaces, ils exercent une action faible et locale, bien différente de celle qui se manifeste, quand, dynamisées par les triturations et les dilutions, dégagées de la force attractive, leurs puissances médicatrices libres, pénètrent dans l'intimité de l'organisme, et s'amalgamant pour ainsi dire avec lui, produisent des effets extraordinaires. Prenons pour exemple le mercure : une once de ce métal avalée, sort du corps comme elle est entrée, sans produire aucun effet; mais, si l'on prend une quantité bien moindre de cette substance, par exemple, du *sublimé corrosif*, une prodigieuse différence dans l'action aura lieu. Si l'on venait à nous objecter que c'est l'oxydation qui développe ces nouvelles vertus, nous aurions à répondre d'abord, que le mercure, sans être oxydé, mais seulement partagé et dynamisé au moyen d'un corps gras, produit déjà des effets qui lui sont propres, et que ces effets sont très-prononcés; ensuite que l'oxidation elle-même n'est peut-être que la dynamisation du métal produite par l'action de l'acide, car ce dernier ne joue, dans ces cas-là, que le rôle passif d'un agent détachant les molécules de la force attractive. Qui sait enfin si l'action énergique des oxides métalliques, n'est point un résultat pur et simple de la dynamisation? Cette grande découverte faite par Hahnemann, du développement des forces nouvelles dans les corps, par le moyen de la dilu-

tion et de la trituration, qui constitue déjà par elle-
même une révolution, une ère nouvelle, non-seulement dans la médecine, mais dans les sciences
physiques, se trouve confirmée par les expériences
chimiques; car ces mêmes substances qui, dans leur
état ordinaire et brut, ne se laissent jamais dissou-
dre dans l'alcool ni dans l'eau, après avoir été
soumises aux manipulations homœopathiques, deviennent entièrement solubles par l'un et par l'autre,
comme il est facile de s'en convaincre. Cette découverte ne devait-elle pas changer la manière d'employer les médicamens, surtout relativement aux
quantités ou aux doses? Ce n'est donc pas arbitraire-
ment et sans raison, qu'on se décida à administrer
les médicamens comme on les emploie aujourd'hui;
on donnait d'abord des gros et des grains, arrivant
d'une manière insensible aux doses minimes. Il est
évident que les doses fortes ne pourraient que produire le trouble dans l'organisme, au lieu de le réparer; il fallait donc trouver des moyens propor-
tionnés à l'intensité des cas maladifs, et certes,
cette idée est si simple, si naturelle, que nous la
suivrons dans toutes nos manipulations, excepté en
médecine.

Mais, comme il est difficile d'apprécier les degrés
d'actions nécessaires et convenables aux cas indivi-

duels, il fallait donc en venir aux doses minimes, que l'expérience a démontré admirablement suffisantes pour la guérison des maladies (1).

« *Sic parvis magna componere solebam.*
Virg. *Eclog.* I.

Cette vérité une fois sanctionnée par l'expérience, un monde nouveau s'entr'ouvrit pour l'*Homœopathie;* néanmoins, on concevra facilement que cette croissance des forces dynamiques des médicamens, développée par les préparations, ne va pas en augmentant à l'infini et en raison directe de leurs dilutions; elle admet certaines bornes au-delà desquelles cette faculté commence à faiblir. Ces limites sont plus ou moins éloignées, selon les propriétés spécifiques inhérentes aux substances; il s'en trouve, comme par exemple le soufre qui, à la soixantième dilution, jouit d'une énergie incontestable et peut être poussée encore plus loin. D'autres médicamens n'admettent que la seconde, la troisième ou quatrième dilution; il en existe, en outre, quelques-uns

(1) Hahnemann procéda ici comme un sage législateur, dont le code commence par les peines les plus légères, en augmentant graduellement les châtimens selon la gravité du crime; car, si vous commencez par trancher la tête à celui qui commet un léger délit, qu'est-ce qu'il vous restera à faire à l'égard d'un parricide?

qu'on doit administrer en substance ou en teinture mère, car ils perdent leurs vertus, et s'affaiblissent par les dilutions. L'aveu de cette vérité, de la part des Homœopathes, que ce ne sont pas toutes les substances qui acquièrent le même degré de la force par la dynamisation, et que nous reconnaissons des limites à cette dernière, est déjà une preuve de l'exactitude de nos recherches et de bonne foi qui y préside ; car, si les propriétés de nos médicamens étaient comme celles de l'ancienne médecine, fictives et mensongères, nous les laisserions tous à la même dilution.

En admettant des limites dans la croissance des forces médicatrices des médicamens, nous ne croyons pas non plus que ces forces puissent se détruire totalement par la haute atténuation ; car, nous savons que rien ne périt dans la nature, ni la force, ni la matière. Ainsi, une force quelconque n'est jamais anéantie, mais sa manifestation s'éteint en apparence au-delà de certaines limites ; en fait, elle perd seulement son individualité et cesse d'être une force médicatrice. Un exemple cité par l'illustre docteur Trinks, vient ici à notre appui et sert d'éclaircissement à la chose : l'eau-de-vie et le vin sont les produits d'un développement chimique et progressif de certaines forces, l'un et l'autre étant au plus haut

degré de manifestation de leur propre individualité;
quand on les étend d'eau, cette individualité dispa-
raît, et ils s'affaiblissent dans leur énergie, en raison
directe de la dilution.

Ici, nous ne saurions omettre une réflexion sur
le sens qu'on attache généralement aux mots de force
et de puissance. Les hommes habitués à raisonner
par l'analogie, attendent de tout ce qu'ils appellent
fort, une grande énergie, une violence visible de
l'action. Ainsi, on appelle fortes ces substances dont
l'effet immédiat sur l'organisme, se manifeste par
les phénomènes extérieurs bien prononcés : par
exemple, le *tartre stibié*, donné à une dose capable
de provoquer un violent vomissement, les substances drastiques, narcotiques et énivrantes, les gaz
délétères sont classés parmi les agens forts; tandis
que les médicamens homœopathiques, dont la puissance médicatrice est dans la plupart des cas presque insensible (parce qu'elle est due autant à leur
dynamisation qu'aux sages quantités sous lesquelles
on les administre), n'ont pas obtenu les honneurs de la force pour le monde et pour la plupart des médecins. Cependant, c'est ainsi que nous
concevons cette *puissance*. Prenons exemple sur la
force vitale, inhérente aux individus vivans et aux
plantes : si nous examinons un animal ou une plante,

durant une année, jour par jour , nous n'apercevrons ni leur croissance , ni cette énergie vitale qui les soutient et développe; cependant au bout de certaines époques, les effets de cette croissance sont néanmoins parfaitement appréciables à nos sens.

Mais, la plus grande preuve pour les Homœopathes , du développement des forces médicatrices des substances par leur dynamisation , résulte de cette remarque : si l'on administre ces substances dans un état brut , elles ne manifesteront aucune action remarquable; si on les donne en même-temps préparées , d'après les moyens homœopathiques , elles produiront une action bien prononcée. Le café et le sel commun sont particulièrement dans ce cas; ils entrent dans notre régime habituel , au point que chacun de nous consomme à-peu-près un gros par jour, surtout de cette dernière substance; malgré cela, le sel commun, administré comme médicament homœopathique, manifeste une action très-forte : nous avons remarqué le même résultat en laissant prendre à nos malades du café selon leur habitude journalière, et en le donnant en même-temps comme remède homœopathique (1).

(1) La bonne préparation des médicamens homœopathiques, est certes une chose de la plus grande importance. Nous devons ici

La question de la petitesse des doses homœopathiques, paraîtra d'autant plus claire et d'autant plus
naturelle, si l'on réfléchit, que les homœopathes
n'attribuent pas aux petites doses des médicamens,
un pouvoir absolu et non conditionnel contre les
maladies; mais au contraire, qu'ils dirigent leurs
efforts pour obtenir les conditions d'analogie la plus
rapprochée dans les moindres détails et les moindres
nuances.

Ainsi, on voit combien est absurde et même puérile, l'objection faite par ceux qui, croyant reproduire un grand argument contre l'*Homœopathie*, déclarent pouvoir avaler tout un flacon des globules
sans inconvénient. Certes, nous ne nions pas le fait,
et nous tirons les conséquences suivantes de cette
expérimentation :

1° Qu'ils se portent parfaitement bien, et qu'il
n'existe aucune analogie entre l'état de leur santé et
les médicamens avalés;

rendre un hommage public et mérité au dévouement et zèle
de *M. Laroze*, *pharmacien*, *rue Neuve-des-Petits-Champs*,
n° 26. Libre de toute prévention, ami véritable du progrès, il
met toute l'exactitude possible dans la préparation des médicamens homœopathiques, et rend, par cela, les plus grands services à notre système. Nous recommandons, à tous les nouveaux
homœopathes, ses préparations, dans lesquelles nous avons mis
toute notre confiance.

2° Qu'ils ne comprennent rien à l'*Homœopathie*,
ni à la médecine.

Car les notions les plus simples suffisent pour se
convaincre que les agens les plus puissans n'excer-
cent leur influence sur l'organisme que dans les
conditions données ; il est démontré même, dans la
pathologie, que pour produire une influence morbide quelconque, il faut deux conditions inévitables:
1° la *cause prédisposante;* 2° la *cause excitante;* il
est indispensable même que ces deux conditions se
rencontrent stimultanément, car, dans le cas contraire, l'effet maladif n'a pas lieu. Ainsi, la petite
vérole, le choléra, la peste elle-même, n'attaquent
pas indistinctement tout le monde. On peut dire la
même chose de la syphilis et de la gale ; d'après les
observations statistiques, sur dix personnes mor-
dues par un chien enragé, trois seulement deviennent hydrophobes et sept restent intactes. Si donc,
des agens aussi puissans que ceux que nous venons de citer, ne peuvent produire leurs effets sur
chaque individu que dans les conditions convenables, est-il étonnant que les doses homœopathiques ne manifestent leurs actions que dans certains cas donnés? Nous voyons ce que vaut une pareille objection : non seulement elle n'ébranle pas
les vérités homœopathiques, mais encore elle les con-

firme, en démontrant, jusqu'à l'évidence, la nécessité de l'analogie la plus rapprochée, qui constitue la base de notre doctrine.

Enfin, en acceptant toutes les suppositions gratuites dont on dote l'*Homœopathie*, en admettant que la dynamisation des médicamens ne développe pas leur vertu curative, et que les dilutions ne font tout simplement que le partage des doses, alors même, que l'on aura ôté à l'*Homœopathie* la plus belle de ses découvertes, que les faits ont confirmée mille fois, les objections de l'ancienne médecine ne seront pas encore concluantes; bien plus, il y aura contradiction avec ses propres principes (si elle en a). Car, il est constaté que la maladie développe à l'infini l'impressionnabilité de l'organisme, et cela jusqu'à un tel point, que les agens dont la stimulation est nécessaire à l'existence, produisent déjà une sensation douloureuse dans les organes affectés. Ainsi, l'œil enflammé ne supporte pas la lumière du jour; l'air qui vivifie les poumons dans l'état normal, provoque immédiatement une toux violente dans la pneumonie; l'urine passant par le canal irrité, excite de grandes souffrances; dans l'entérite et le péritonite, le ventre des malades devient tellement sensible, qu'il ne peut même supporter le contact des draps ou de la chemise; si donc la sensibilité se développe

à un si haut degré, est-il étonnant que les médicamens pris aux plus petites doses, exercent encore
une action puissante ?

Qu'a-t-on à répondre à ces considérations? Si l'on
nous dit que les substances employées à fortes doses
par l'ancienne médecine, sont appliquées également
à l'organisme malade, sans produire des phénomènes extraordinaires, nous rappellerons que dans
l'application de nos médicamens, nous sommes guidés par la loi des semblables et par l'analogie; aussi,
atteignent-ils le siège et la source de la maladie,
tandis qu'en les adressant ailleurs, on ne touche
point les parties affectées.

Nous voyons que la question des doses homœopathiques, examinée dans les suppositions les plus
défavorables, sort encore triomphante ; il y a mieux,
envisagée de cette manière, elle prouve combien
l'*Homœopathie* est rationnelle et conséquente dans
ses principes.

En réfléchissant sur cette action admirable des
doses imperceptibles des médicamens homœopathiques, on se pénètre d'une nouvelle admiration pour
les mystères de la nature, qui nous dévoile d'une
époque à l'autre, les nouveaux ressorts de son action
intelligente, et explique par cela même des phénomènes souvent inexplicables. Sans cette découverte

de la force dynamique des médicamens, pouvions-nous comprendre l'action des miasmes et des épidémies, qui se manifeste sans aucune cause matériellement évidente? La pathogénésie désormais ne sera plus obscure, les lois et les recherches concernant la police médicale, prendront plus d'extension et de certitude, et, pour peu qu'on réfléchisse sur notre manière de vivre sociale actuelle, on ne s'étonnera plus de cette quantité de maux qui affligent la pauvre humanité; considérant les influences nuisibles qui nous environnent, et qui s'introduisent avec les alimens et les boissons dans l'intérieur de notre organisme, y portant les ravages et la destruction, étonnons-nous plutôt de ce que la vie résiste à tous ces attentats continuels, et de ce que l'espèce humaine n'est pas anéantie!

Mais aussi le remède n'est-il pas presque toujours à côté du mal? Si les influences nuisibles paraissent partout menacer l'espèce humaine du dérangement et de la destruction, en même-temps les influences contraires font une espèce de contre-balance, entretiennent l'équilibre vital, réparant ce que les premières ont altéré, et font en quelque manière l'office des antidotes en rendant nulle l'influence nuisible des premières. Ne voyons-nous pas parfois des maladies, longues et opiniâtres, disparaître subite-

ment ou à la longue, sans aucun motif appréciable?
Les guérisons dites spontanées, que la nature souvent opère non sans hésitation, ne sont souvent que
le résultat d'une influence salutaire qu'un heureux
hasard produit; car, tout effet doit avoir sa cause, et
certes, si cet adage est applicable, c'est sans contredit aux phénomènes de la nature (1).

(1) Pour se convaincre combien de choses insignifiantes, en
apparence, peuvent influer sur notre organisme, et, agissant sur
le physique, modifier le moral, et contribuer peut-être à notre bonheur, prenons pour exemple une fleur qui se trouve presque dans
toutes les mains délicates, et dont le suave parfum attire tous
les odorats : la VIOLETTE (*Viola odorata*) jouit de propriétés
médicales très-prononcées. Voici quelques-uns de ses effets :
*Vertige, grande affluence des idées incohérentes ou incom-
plètes qui se succèdent rapidement, faiblesse de la mémoire,
tension des tégumens de la tête, somnolence, pesanteur
des paupières, aversion pour la musique, oppression, serrement de poitrine, angoisses, fortes palpitations, tremblement
des membres, symptômes hystériques et hypochondriaques,
spasmes, bâillemens, pleurs, tristesse, mélancoli e, etc.* Il suffit
de flairer la fleur pour éprouver plus ou moins fortement ces symptômes, *ab uno disce omnes*. Nous voyons par là qu'on ne saurait prendre assez de précaution avec les substances odorantes :
la plupart de nos dames vaporeuses et spasmodiques ne le sont
que par l'influence des odeurs. Qu'il me soit permis de citer une
anecdote : Un jeune couple, qui faisait le meilleur ménage possible, changea tout-à-coup de caractère. Le mari et la femme
devinrent irritables, querelleurs, soupçonneux, jaloux, etc.;
c'était à ne plus y tenir : les voisins s'étonnaient, sans savoir à
quoi attribuer cette métamorphose : le médecin qui donnait ses

Au surplus, que l'on se rappelle que les médecins de l'ancienne école eux-mêmes, admettent cette double manière de l'influence des médicamens sur l'organisme, savoir : 1° l'*action matérielle*, celle où les médicamens ne paraissent agir que par leurs masses et produisent des changemens visibles, comme par exemple la plupart des purgatifs; 2° l'*action dynamique* où l'influence des médicamens est matériellement inappréciable, comme agit, par exemple, l'acide prussique, dont les effets ne produisent pas des changemens organiques et matériels, et cependant sa grande activité n'est pas douteuse; ainsi agissent la plupart des gaz et des substances odorantes. C'est donc, dans cette dernière classe, qu'il faut placer l'action des hautes atténuations des médicamens homœopathiques; et alors, serait-il rationel de vouloir les assujétir aux lois et aux quantités purement matérielles ? Même dans cette dernière condition, les effets des médicamens ne vont pas dans les proportions de

soins à l'un des époux, aperçut une quantité de jusquiame dans leur chambre à coucher, que le voisin, herboriste, avait placée chez eux pour la faire sécher. — « Otez ces herbes, leur dit le médecin, et vous ferez bon ménage. » Effectivement, la chose se réalisa (car la propriété de la jusquiame est de rendre l'homme soupçonneux, jaloux, querelleur).

leurs quantités; ainsi *huit gouttes* d'un médicament n'agissent pas avec quatre fois plus d'énergie que *deux gouttes.* Vingt grains du tartre stibié (comme nous avons déjà dit plus haut) ne font pas vomir davantage que trois grains; au contraire, *ils ne font pas vomir du tout.* Mais qui niera la possibilité de l'action des doses infinitisimales, en se rappelant que les influences morales, bien moins matérielles, suffisent pour produire le trouble et les changemens physiques dans l'organisation ; ainsi, une parole injurieuse, le dédain, l'amour, le dépit, la jalousie, etc., provoquent souvent de graves maladies, et parfois suffisent pour anéantir l'existence.

Du reste, si les adversaires de cette théorie d'action des médicamens commettent une grave erreur, voulant tout sacrifier à la matière, tout expliquer matériellement, et nier l'influence dynamique, Hahnemann a peut-être tort aussi de négliger trop les effets matériels dont l'utilité parfois est incontestable dans la pratique. Malgré le service immense que la découverte de la dynamisation a rendu à l'art de guérir, il reste, sans doute, certains points sur lesquels les éclaircissemens seront nécessaires; ainsi, nous sommes loin de partager l'opinion de ceux qui croient conve-

nable d'employer les médicaments à une dilution
déterminée, *par exemple*, à la Xme; car si la *quantité* d'une substance employée à une certaine atténuation est une chose moins importante, il n'en
est pas ainsi de la *dilution* elle-même. La question
de doses convenables ne peut pas être déterminée
à priori, car elles varient selon l'impressionnabilité des malades; ainsi il m'arrive souvent d'employer les gouttes entières de différentes dilutions
de médicamens avec un succès incroyable, malgré
que cette manière, ou plutôt cette *licence*, m'attire le blâme de quelques aveugles sectateurs.

Espérant démontrer plus tard d'une manière
précise quel est le chemin à suivre relativement à
l'emploi des médicamens, nous croyons, pour le
moment, avoir suffisamment prouvé que la question
des doses minimes n'est pas une chimère dépourvue
de tout rationalisme, comme il plaît de le supposer
à certains esprits superficiels.

UN MOT SUR LES OBJECTIONS FAITES ORDI-
NAIREMENT CONTRE L'HOMŒOPATHIE.

Ayant démontré la place qui appartient à la nouvelle
doctrine, parmi les découvertes scientifiques, nous
nous arrêterons un instant sur les objections que lui

font l'ignorance ou la mauvaise foi. Bien que ces attaques soient faibles, et qu'elles ne méritent pas une réfutation sérieuse, cependant ceux à qui les connaissances médicales sont étrangères, peuvent se laisser séduire à l'aide de quelques mensonges scientifiques débités avec assurance par de graves personnages. La plupart des adversaires de l'Homœopathie la condamnent sans la connaître, ou s'efforcent à expliquer ses principes d'une manière si étrange, si absurde, que l'on ne sait pas de quoi s'étonner davantage, ou de leur audace, ou de leur ignorance! et quand on relève leurs grossières erreurs, quand on indique le néant et l'inconséquence de leurs objections, ils font semblant de ne pas comprendre, et se demandent, comme Sganarelle : « *Messieurs, m'a-t-on frappé?* » Depuis qu'une multitude de faits incontestables confirme la puissance et la vérité de nos principes, depuis que dans chaque société, il se trouve déjà quelques personnes qui ont dû leur salut à l'Homœopathie, ou qui ont été témoins de ses cures, il serait maladroit de nier l'existence de faits positifs. On s'y prend autrement, et, changeant la tactique, on ne conteste plus les guérisons, on les commente, *on les explique* : ainsi, on les attribue, tantôt à la puissance de l'imagination, tantôt au régime, à l'expectative, aux forces médicatrices de la nature, etc. ; enfin, quand toutes ces banalités ne peuvent plus réussir, quand la spirituelle et fraîche plaisanterie *d'un grain d'émétique dissous dans le lac de Genève*, ne produit plus son effet, on affirme que les médicamens homœopathiques sont *des poisons violens*, qui tôt ou tard ruinent la santé de ceux qui en font usage.

Examinons rapidement chacune de ces objections : d'abord, quant à l'*imagination*, il serait difficile de concevoir pourquoi elle serait plus favorable aux médecins homœopathes qu'à leurs collègues de l'ancienne médecine? Est-ce-nous qui entourons nos malades de tous ces prestiges qui frappent les sens et peuvent influencer leur esprit? Nous n'avons ni tisanes, ni potions calmantes de diverses couleurs et consistances, ni mille moyens insignifians; au contraire, la première impression que produisent nos médicamens, c'est l'incrédulité et le doute, et cette impression ne se dissipe souvent qu'après la guérison.

Le régime occupe une place importante dans les traitemens de toute espèce; il peut tenir lieu de la thérapeuthique dans la guérison de certaines maladies, tandis que jamais les médicamens ne peuvent remplacer l'insuffisance du régime. Nous dirons encore plus, la santé elle-même n'exige-t-elle

pas un certain régime? Les constitutions les plus robustes ne peuvent pas toujours résister aux désordres.
Alors, est-il étonnant que l'Homœopathie ait son
régime? mais, loin de le pousser à un excès ridicule, comme faisaient quelques fanatiques de l'ancienne médecine (1), elle permet aux malades de
se nourrir convenablement selon leurs forces et
leurs besoins, elle leur accorde tout ce qui est
nourriture proprement dite, en défendant l'usage
des substances qui agissent comme les médicamens, ou plutôt qui jouissent des propriétés médicales, comme sont les spiritueux, les acides,
les épices, les odeurs, etc. Un tel régime est celui
du sage! que peut-il faire dans la guérison des
maladies chroniques? que fait-il dans le traitement des maladies aiguës? quelle serait son influence dans une attaque d'apoplexie? dans une
fluxion de poitrine? dans un croup? maladies où
la prompte efficacité de l'Homœopathie est le plus
palpable.

L'objection que l'*Homœopathie n'est qu'une méthode expectative*, est faite le plus souvent par les
anciens médecins, dont les connaissances progres-

____

(1) Nous connaissons des malades qui, par ordre de leurs
médecins, pendant des années entières, ont soutenu leur faible
existence avec un peu de panade!

sives sont encore en expectative. Le bon vieux temps, où l'on croyait faire quelque chose, ne faisant rien, n'existe plus; aujourd'hui, personne ne doute de l'absurdité de l'*expectative* considérée comme méthode médicale; car, si le temps seul guérit les maladies (et nous croyons, au contraire, qu'il les aggrave le plus souvent), dans ce cas, pourquoi les sciences médicales? Certes, dans une perte de sang, il serait difficile d'appliquer la méthode expectative, et nous avons vu maintes maladies chroniques, qui ont résisté pendant des années à l'action héroïque de *la gomme* et de *la guimauve*, céder promptement à l'expectative homœopathique.

Les forces médicatrices de la nature, auxquelles on prétend attribuer nos succès, ne sont-elles pas (comme l'imagination) au service de toute école et à la disposition de tous les médecins, sans aucune préférence? Si les médecins homœopathes savent mieux ménager ces forces, évitant les saignées, les purgatifs, la diète excessive, et les autres moyens qui épuisent l'organisme, dans ce cas on doit les imiter. Du reste, quel traitement peuvent-ils opérer sans l'influence des forces naturelles? Les médicamens sont-ils capables de ranimer la nature inerte?

Ceux qui objectent *que les médicamens homœopa-*

thiques sont des poisons, n'auront qu'à voir notre pharmacopée, pour se convaincre que la plupart de nos médicamens nous viennent de l'ancienne médecine, qui, pour lors souffrira de commun avec nous ce reproche. Certes il sera difficile à nos confrères de prouver que les médicamens qu'ils emploient tous les jours, tels que *l'antimoine*, *le cuivre*, *le mercure*, *l'arsenic*, *l'iode*, *l'opium*, *l'aconit*, *la belladonne*, *la ciguë*, *la jusquiame*, *le sumac vénéneux*, *le datura stramonium et l'acide prussique* sont des substances innocentes et inoffensives! Si nous les employons également, on ne peut pas nous adresser d'autre reproche que celui de les employer dans des doses infiniment petites, et ne point persister dans l'usage d'un médicament (1) pendant un temps infini, comme cela se pratique.

(1) La persistance dans l'usage du même médicament est la chose la moins rationnelle que l'on puisse imaginer. Si le médicament est mal adapté, il constitue un véritable poison; dans l'hypothèse où il est le plus convenable, le mieux correspondant à l'état du malade, ce serait à tort que l'on continuerait l'usage d'un remède qui ayant produit déjà son effet, et modifié l'organisme, cesse d'être convenable : il faut alors employer un autre médicament plus en rapport avec la nouvelle position du malade. Soit que l'organisme s'habitue à l'influence du médicament, soit que n'étant pas en rapport avec la maladie, il apporte un rouble, une complication artificielle, la guérison est manquée. Nous voyons tous les jours l'exemple de cette vérité dans le traitement de la maladie vénérienne, dont le médicament par excellence est sans contredit le mercure. Et cependant les doses colossa-

dans l'ancienne médecine (1). Nous pouvons ajouter à cela, que depuis que l'Homœopathie existe, il n'est jamais arrivé aucun de ces accidens funestes d'empoisonnement par inadvertance, par erreur, ou par ignorance, comme cela se pratique hélas trop souvent dans l'ancienne médecine. (1) Du reste, quelle est la différence tranchée entre le *médicament* et le *poison?* aucune dans un sens rigoureux. Chaque poison dont les effets sont appréciés, employé à propos et dans une quantité convenable, est un précieux médicament, comme, par exemple, *l'arsenic* dans une fièvre intermittente, et de l'autre côté, chaque médicament un peu actif, mal à propos administré, devient un poison, comme, par exemple, le tartre stibié, la coloquinte, l'iodium, le mercure, etc.

les de cette substance n'empêchent pas la maladie de faire souvent des progrès; de l'autre côté, l'abus du mercure fait ses ravages, tandisque les moindres doses administrées, avec sagacité, suffisent pour une complète guérison.

(1) Nous lisons dans les journaux du 8 novembre 1839, que le capitaine du 5ᵉ léger, M. Bunsquet, a été victime d'une erreur pharmaceutique. J'ai été témoin oculaire de la mort de deux enfans à qui on a donné une forte dose d'*opium*, en le prenant, par les caractères empiriques, pour de la rhubarbe.

PROGNOSTICON

DES PROBABILITÉS DES GUÉRISONS PAR L'HOMŒOPA-
THIE, SELON LE GENRE DES MALADIES, TIRÉ DES
OBSERVATIONS PRATIQUES FAITES SUR UN GRAND
NOMBRE DE MALADES.

> « L'Homœopathie dans les mains de celui
> « qui la connaît parfaitement, suffit à tous
> « les besoins de l'humanité souffrante. »
>
> S. HAHNEMANN.

Celui qui, après avoir long-temps exercé l'ancienne médecine, et ayant fait ses observations avec
exactitude et conscience, devient ensuite Homœopathe, celui-là seul pourra apprécier les incalculables
bienfaits que l'*Homœopathie* apporte à l'humanité
souffrante, et juger de la différence presque incroyable dans la statistique de guérisons comparativement à l'ancienne médecine.

On concevra que notre système, quoique supérieur à tous les autres, n'offre pas cependant la même
facilité et la même promptitude dans la guérison de
toutes les maladies : il s'en trouve qui lui résistent,
mais que leur nombre est petit ! et dans les cas les
plus désespérés, les malades éprouvent toujours du

soulagement par l'administration bien dirigée des moyens homœopathiques.

Nous croyons important d'offrir à nos lecteurs, l'aperçu des probabilités de la guérison de différentes maladies par le traitement homœopathique. Ce pronostic est établi et confirmé par un grand nombre de cas maladifs, recueillis pendant plusieurs années, tant dans notre propre pratique que d'après les observations des autres. Il nous arrive tous les jours d'être questionnés par les malades sur les chances de succès qu'offre telle ou telle autre maladie, traitée d'après notre système; ils verront, dans ce résumé tracé fidèlement, si l'homœopathie mérite la préférence sur toute autre école. La doctrine elle-même peut tirer quelque avantage de cet aperçu. Les débutans dans la carrière homœopathique y apprendront avec quel genre de maladie ils peuvent se mettre aux prises, pour commencer leurs expériences et former leurs convictions; et, certes, un mal de gorge récent, un enrouement simple, un érysipèle, une contusion, une fièvre éphémère, exigent moins de travail dans le choix des médicamens, et se guérissent avec plus de facilité qu'un tic douloureux, un mal dartreux, une fluxion de poitrine, une coqueluche, etc. En guérissant ainsi avec promptitude les maladies, du reste bien rebelles aux traitemens de l'ancienne médecine, on sera encouragé, on se consacrera à l'étude plus approfondie, pour pouvoir manier habilement les ressources de l'homœopathie dans les maladies graves et peu caractérisées.

Nous nous servirons, ou plutôt nous sommes obligé de nous servir, des noms des maladies d'après l'ancienne école. Il est connu que l'homœopathie évite de baptiser les groupes des symptômes maladifs; mais, comme la plupart des personnes entendant le nom d'une maladie, se font à-peu-près l'idée des symptômes qui l'accompagnent, on sera toujours obligé, jusqu'à un certain point, d'admettre les noms des maladies. D'ailleurs, quand il s'agit d'appliquer un médicament, c'est l'ensemble des symptômes, leurs caractères et leurs nuances, qui constituent la condition essentielle. Qu'importe le nom d'une maladie à un médecin, quand il est sûr de la guérir en embrassant l'ensemble de la chose. Nous suivrons par ordre alphabétique, la mention des principales maladies; celles qui sont omises ne se sont pas présentées dans notre pratique en nombre assez considérable pour que nous en puissions tirer des conclusions prognostiques. Ainsi, nous nous tiendrons aux plus essentielles, plus journalières. Du reste, qui pourrait les embrasser toutes? dessiner les nuances, saisir les caractères, le type, et donner à ces combinaisons les noms génériques? Nous avons mentionné plus haut les motifs qui nous décident à hasarder cette ébauche, et, si elle n'avait pas d'autre mérite que celui de faciliter les convictions des jeunes praticiens, elle serait déjà digne de notre sollicitude. N'ayant pas encore à Paris des établissemens, ni d'hôpitaux publics consacrés à l'*Homœopathie*, qui auraient démontré la haute portée de notre système, nous sommes réduits, pour ainsi dire, à être crus sur parole. La race inamovible, les héros de la stagnation s'y opposent de toute leur force, même quand les partisans de notre école veulent établir à leurs frais, la clinique homœopathique. Heureusement, le temps, ce grand changeur des personnes, des choses et des idées, efface doucement les digues et les obstacles, et prépare à l'humanité le triomphe complet sur les préjugés et les erreurs.

PRINCIPALES MALADIES.

ALIÉNATION MENTALE. Une des plus tristes maladies qui puisse attaquer l'homme, cet être pensant qui, pour ainsi dire, ne vit que par ses facultés intellectuelles : le bonheur et le malheur de son existence, ses peines et ses plaisirs, sont presque toujours dans sa tête. Quelle affreuse position donc que celle où l'on perd le rayon divin de la lumière qui nous guide, en perdant le jugement et la raison ! Souvent l'homme, plein de vie, mais rayé de la liste des vivans, dont il n'excite que l'effroi et la compassion, indifférent ou ennemi pour ses proches, auxquels naguère l'unissaient les plus tendres sympathies, séparé des autres par des motifs de sécurité publique, il se croit victime d'une haine implacable ; car ses idées du juste et de l'injuste ne sont pas, hélas ! entièrement effacées. Son âme se révolte contre la tyrannie de la société ou des individus, tandis qu'il n'est qu'une malheureuse victime de ses propres hallucinations ! Heureux encore, si sa folie tourne vers les objets gais et rians ; heureux, si se croyant l'Etre suprême ou un puissant monarque, il honore de ses préférences ceux qui l'entourent en distribuant ses faveurs. Mais parfois, hélas! s'accusant de crimes qu'il n'a jamais commis, désespérant de son salut, voyant dans chaque personne un ennemi implacable, il traîne une existence d'autant plus malheureuse, que, parfois encore, des momens lucides lui font apercevoir toute l'horreur de sa position.

Contre une maladie si triste et si cruelle, quelle ressource offre la médecine du jour? Avouons-le franchement, aucune. Les cas de maladies dites aiguës, se traitent, selon l'usage universel, par les saignées, les sangsues, les vésicatoires, les synapismes, les bains, etc.; mais ces cas se guérissent en nombre peut-être supérieur, si l'on abandonne les malades à leur sort. Quant aux cas appelés chroniques, que les cautères et les sétons ne guérissent point (et guérissent-ils jamais?), les malheureuses victimes poursuivent une existence aussi triste pour elles-mêmes que pour l'humanité, et sont des témoignages vivans de la nullité de l'art. Pour se convaincre de la vérité de ce que nous avançons, il suffit de visiter les maisons des aliénés, de voir la statistique des cures et le nombre effrayant des incurables.

La nouvelle école offre-t-elle plus de chances de guérison? réussit-elle plus efficacement chez les aliénés? ses cures sont-elles réelles et durables, sans laisser les dangers des retours ? Nous croyons pouvoir répondre affirmativement à cette question.

Un concours de circonstances particulières m'a permis d'observer et d'étudier ce genre de maladies. Comme médecin, professant encore les dogmes de l'ancienne école, attaché spécialement à une maison d'aliénés, j'ai pu me convaincre de toute l'insuffisance des moyens employés par *l'Allopathie*. Comme homœopathe, ayant eu beaucoup de cas semblables dans ma pratique, j'ai pu alors établir la comparaison et apprécier la supériorité de notre école. Certes, s'il m'était permis d'établir, d'après ma propre expérience, le pronostic des aliénations mentales, il serait peut-être beaucoup trop favorable; car, sur un nombre considérable de ce genre de maladies, soumis à mon traitement, le succès complet m'échappa dans peu de cas (1).

(1) Dans un de ces cas se trouvait une dame, âgée de soixante-dix ans, aliénée, ou plutôt dans une complète démence depuis une vingtaine d'années ; l'autre cas est celui d'un jeune homme distingué, âgé de trente et quelques années, traité et mal traité depuis dix ans, et confié enfin aux soins de mon regrettable ami, feu le docteur Gueyrard, qui m'appela en assistance. Bien que nos efforts réunis n'aient pas été couronnés de succès, peut-être à cause des circonstances dans lesquelles se trouvait le malade, néanmoins, son état fut modifié et s'est amendé beaucoup : peut-être serions-nous parvenus à le guérir complètement, si on nous eût laissé suivre en toute liberté nos inspirations.

Parmi les guérisons mémorables, je peux citer une jeune personne de Paris, aliénée depuis sept ans, qui, au bout de deux mois de traitement homœopathique, recouvra complètement la jouissance de ses facultés intellectuelles. Son histoire se trouve à la fin de cet ouvrage. En général, nous ferons à nos jeunes confrères cette observation, comme *épicrise* de nos recherches, que le traitement des aliénés par l'*Homœopathie* exige de plus grandes doses de médicamens que d'habitude (sauf de rares exceptions), et que la durée d'action des remèdes paraît s'épuiser plus vite chez les maniaques; il est nécessaire alors de les administrer plus souvent, ou les répéter là où la répétition serait indiquée. Toutefois qu'ils ne se lassent pas de sitôt, car les cas chroniques exigent des soins prolongés, vû que presque toujours ils nous arrivent après avoir tenté tous les moyens possibles, et détériorés par les traitemens précédens.

ANGINE *palatine*, *uvulaire*, *tonsillaire*, etc., ordinairement connue sous le nom de mal de gorge, et, dans les cas plus graves, avec la fièvre, sous le nom d'*esquinancie*. Cette maladie, contre laquelle l'ancienne médecine est toujours obligée d'appeler l'arsenal anti-phlogistique et n'obtient que des résultats bien douteux, ou du moins tardifs; cette maladie se guérit par l'*Homœopathie*, avec une facilité et une promptitude incroyable, au point qu'à peine, sur vingt cas qui se présentent, on en trouvera un, ou deux, rebelles. Le terme moyen des cas ordinaires, est de quelques jours; mais il m'est arrivé de voir des guérisons complètes obtenues en l'espace de douze à vingt-quatre heures. Je me souviens d'une cure remarquable, chez un homme de lettres, obtenue dans l'espace de huit heures; tous les symptômes maladifs du reste assez prononcés, comme la douleur, la rougeur et la tumeur, disparurent en peu de temps. Ordinairement une seule administration du médicament convenable est suffisante pour obtenir la guérison.

ANGINE *membraneuse, vulgairement appelée croup.* Cette maladie si cruelle, qui compte tant de victimes, attaque principalement l'âge tendre, et n'offre pas d'exemples de guérison spontanée; pour la combattre d'après l'ancienne médecine, un traitement vigoureux, antiphlogistique, est toujours nécessaire, ou il faut des sangsues, des vomitifs, ou parfois même l'opération douteuse de la *trachéatomie* est indiquée. Cette maladie, cependant, se laisse guérir, avec une certitude presque mathématique, à l'aide de quelques globules de médicamens sagement administrés. Nous tirons cette assertion, non-seulement des nombreux cas de notre propre pratique, couronnés sans exception de résultats heu--reux, mais aussi du témoignage unanime de nos confrères homœopathes. C'est un fait d'ailleurs prouvé et facile à reproduire; et certes, si l'*Homœo-pathie* n'avait que la guérison de cette maladie comme réponse aux pauvres objections qu'on lui fait journellement, elle pourrait déjà sortir triomphante, car dans le *croup* on ne peut pas attribuer la guérison, ni au régime, car la maladie emporte souvent au bout de quelques heures, ni à l'imagination et à la confiance des malades en leur médecin, car à peine peuvent-ils sentir leur propre existence.

APHONIE (*l'extinction, perte de la voix*). Ce mal, quand il n'est pas le résultat d'une cause particulière, agissante pendant long-temps, qui a altéré le larynx et les ligamens de la *rima glotidis*, permet une guérison assez facile, à l'aide de moyens homœopathiques; la plus rebelle est sans doute celle qui attaque la vieillesse.

APOPLEXIE. Les différentes espèces d'apoplexie, se laissent guérir par les moyens homœopathiques avec une supériorité incontestable sur l'ancienne école. Les suites des attaques peuvent être éloignées avec plus ou moins de facilité, selon les circonstances; mais, ce qui est certain, c'est que l'action des médicamens homœopathiques est bien plus prompte , plus efficace que tous les autres moyens employés jusqu'à ce jour par la médecine. *On peut se passer des saignées,* qui, souvent inefficaces et plus souvent encore nuisibles par l'épuisement des forces vitales , rendent incurables les paralysies consécutives. Du reste, ces moyens, s'ils éloignent l'attaque, selon la prétention de l'école, en préviennent-ils la répétition ? Certainement non ; au contraire, ils paraissent disposer aux attaques subséquentes, et nous voyons tous les jours des malades qui, ayant échappé aux suites de la première attaque, n'en succombent pas moins à la seconde ou à la troisième. Les succès de l'*Homœopathie*, dans ces accidens, sont d'autant plus remarquables, qu'ils font en même temps disparaître la disposition à des rechutes, surtout si nous rappelons ces paroles d'Hippocrate : « *Solvere apoplexiam vehementem quidem , impossi-* « *bile debilem vero, non facile.* Aphor. 42. (Voir *Obser. prat.*)

ASTHME. Cette maladie si cruelle, si opiniâtre, considérée même par l'ancienne médecine comme un genre de *noli me tangere*, traitée par l'*Homœopathie*, admet un pronostic très-favorable. Nous avons vu guérir, et nous avons guéri nous-mêmes des cas qui ont résisté pendant vingt ans à tous les efforts de l'art, nous ne dirons pas trop, en affirmant que, sur une dizaine de malades, sept à-coup-sûr peuvent être guéris. Sur ceux qui ont été soumis à notre traitement plus ou moins long, la majeure partie fut complètement guérie dans peu de temps, et il n'y en eut pas un seul qui ne fût soulagé. En général, les cas les plus difficiles sont ceux qui attaquent les personnes très-avancées en âge, ou atteintes d'une excessive obésité. (Voir *Obs. prat.*)

CARIE (*pourriture des os*), soit sèche, nécrotique, soit humide, elle est presque toujours le résultat d'autres maladies, et son prognostic dépend de causes primitives, et de la place que ce mal occupe. Cependant, malgré sa gravité désespérante, il offre souvent des chances de guérison, par le traitement homœopathique. Plusieurs exemples de guérisons obtenues confirment notre opinion.

CATARACTE. (*Voir* les maladies des yeux.)

CATARRHE. Différentes espèces de toux, des affections du larynx et des bronches, comprises sous ce nom générique, permettent un prognostic très-favorable. Nous avons pu obtenir les guérisons des cas de cette maladie, qui ont résisté, pendant un nombre d'années, à tous les efforts de l'art, à toutes les tisanes et aux pâtes les plus *prodigieuses*, les plus *infaillibles*. Notre succès nous a paru d'autant plus remarquable, qu'il avait lieu chez des personnes bien âgées, malgré cette sentence d'Hippocrate : « *Rancedines, et gravedines, in valdè senibus* « *non coquuntur.* »

CÉPHALALGIE. Nous embrassons, sous ce nom général, les différens maux de tête, tant intérieurs qu'extérieurs, primitifs et secondaires, et particulièrement les maux de tête nerveux et migraines. Ces différentes affections de la tête, qui font très-souvent le désespoir des malades et des médecins, se guérissent, par l'*Homœopathie*, plus facilement, peut-être, que toute autre espèce de maladie. On ne dirait pas trop, en affirmant que, dans ce genre de mal, notre école ne compte pas de non-succès, et, non-seulement, qu'on les guérit bien, mais aussi, qu'on les fait disparaître vite ; et certaines espèces de maux de tête peuvent, parfois, être guéris au bout d'une heure, et plus d'une fois il nous est arrivé de les faire disparaître avant notre sortie de chez les malades.

CHUTE DE CHEVEUX. Bien que cet inconvénient ne constitue pas une maladie par lui-même, et qu'on le considère plutôt comme un symptôme secondaire, bien qu'il n'arrive que très-rarement qu'on se traite exprès pour cela, quelques cas qui m'ont été soumis, quoique couronnés d'un plein succès, ne me permettent pas de rien conclure de positif. Cependant, cet inconvénient, qui dépouille la tête de son plus bel ornement, sous d'autres rapports, mérite l'attention du praticien; car, par la chute des cheveux, la plus noble partie de l'organisme se trouve exposée à toutes les intempéries de l'atmosphère, au grand préjudice de la santé. La nature n'a pas couvert la tête de cheveux sans raison, et d'après les hypothèses (certes, admissibles), les cheveux constituent, pour ainsi dire, autant de tubes ou conducteurs par lesquels se dégage le superflu de l'électricité; la chose est d'autant plus croyable, si l'on se rappelle les phénomènes du hérissement des cheveux, chez les hommes plongés dans le fluide électrique. Les nombreux traitemens homœopathiques entrepris par d'autres motifs, nous ont fait voir, plus d'une fois, la chevelure perdue repousser de nouveau, du moins en partie. Nous avons sous les yeux l'exemple d'un monsieur, âgé d'environ trente-six ans, dont les cheveux bruns, devenus gris, avec une calvitie assez prononcée, non-seulement repoussèrent pendant le traitement homœopathique, mais, chose étrange, reprirent leur couleur naturelle. Nous ne croyons pas, ni n'affirmons pouvoir toujours remédier à cet inconvénient; mais n'est-ce pas déjà assez de remédier, dans de certains cas, d'arrêter la chute considérable des cheveux, et de les raffermir après une longue maladie, après les couches, chez les dames, et parfois, hélas! après les traitemens héroïques de l'ancienne médecine.

CHOLÉRA. Combien de bienfaits l'*Homœopathie* n'a porte-elle pas dans la guérison de ce fléau terrible! De nombreux écrits, des actes et des rapports officiels, dans les différens pays de l'Europe, nous dispensent d'en parler. Il suffira d'ajouter que partout où, pendant l'épidémie régnante, les malades étaient soumis au traitement homœopathique, la statistique des guérisons et des mortalités, ne différait guère de celle d'une autre maladie quelconque. Nous avons vu les malades se relever, comme par enchantement, de leur lit de douleur, et échapper à une mort imminente, sans convalescence et sans suites. La proportion des guérisons, établie par l'effet de nos traitemens, était telle, qu'à peine on perdait un malade sur dix. En était-il ainsi, dans le traitement de l'ancienne école? Je m'en rapporte au témoignage de tout le monde; ne perdait-on pas plus que la moitié des malades? tandis que les autorités et les célébrités médicales la traitaient, les uns par la glace, les sangsues et les saignées, les autres, par l'eau tiède, par les stimulans et les sudorifiques, jusqu'aux emplâtres appliqués sur l'abdomen.

CHORÉE (*la danse de Saint-Guy*). Maladie qui consiste dans les mouvemens convulsifs et involontaires des membres supérieurs et inférieurs, de manière à ne pas permettre aux malades de faire aucun travail, car tout échappe de leurs mains; leur marche est incertaine et les fait souvent tomber. Ce mal attaque en général la jeunesse avant l'âge de puberté, et principalement les jeunes filles (1). Il est rebelle aux traitemens allopathiques; mais, traité d'après notre système, il laisse un augure bien favorable; l'efficacité des moyens homœopathiques est d'autant plus certaine, que le mal attaque la jeunesse, dont le corps n'est pas encore usé par les traitemens, ni par les excès (à l'exception peut-être d'un seul). La durée du traitement en général n'est pas très-longue.

CHUTES, *contusions accidentelles, lésions mécaniques.* S'il existe une évidence incontestable et la certitude, pour ainsi dire mathématique, de la puissante action de nos médicamens imperceptibles, c'est sans doute dans les cas de lésions accidentelles

____

(1) Dans tous les hôpitaux de l'Europe, du midi au nord, que nous avons pu visiter, sur un nombre considérable de personnes atteintes de cette maladie, nous avons vu peu d'individus du sexe masculin au-delà de vingt ans ; ce sont presque toujours de jeunes filles avant l'âge de puberté.

par les violences extérieures, *causæ traumaticæ*, les saignées et les moyens antiphlogistiques employés largement jusqu'à ce jour dans de pareilles circonstances, doivent céder la préférence aux moyens bien plus doux, et infiniment plus efficaces qu'offre l'*Homœopathie*. Nous avons vu les cas désespérés guéris promptement, sans le moindre danger pour les malades. Des milliers d'exemples confirment journellement ce fait.

CHUTES *de la matrice, du vagin et du rectum.* Elles admettent un pronostic bien favorable, surtout dans les cas récens. Les médicamens bien administrés font promptement rentrer les organes dans leurs positions naturelles, sans avoir besoin des moyens mécaniques. Les chutes du rectum chez les enfans, se guérissent souvent dans les vingt-quatre à quarante-huit heures ; les chutes de la matrice et du vagin sont plus rebelles et quelquefois exigent un long traitement.

COLIQUES. Leurs différentes espèces et différens genres se guérissent par l'*Homœopathie*, avec une facilité surprenante, et depuis plusieurs années nous n'avons pas vu nos efforts échouer une seule fois.

CONSTIPATION. Ce mal incommode, le plus souvent l'effet d'une autre maladie déclarée ou dissimulée, donne lieu à son tour à une foule de souffrances secondaires. Pour la combattre, l'ancienne médecine emploie des laxatifs et des purgatifs qui, remédiant pour le moment au mal, le rendent plus tard encore plus opiniâtre. Le même reproche s'applique aux moyens mécaniques des lavemens, comme presque chacun peut s'en convaincre par sa propre expérience. Les constipations, tant *primitives* que *secondaires*, se laissent guérir avec facilité par l'*Homœopathie*; ce n'est point en purgeant les malades, mais en disposant les intestins aux évacuations journalières que l'on produit la guérison réelle, et, sur dix cas, il s'en trouve un à peine qui soit rebelle à notre traitement.

CONVULSIONS. (*Eclampsiœ.*) Ce mal, si terrible par ses symptômes, souvent funeste par ses suites, comme dangereux par ses causes, attaque principalement les enfans et les femmes doués d'un système nerveux trop excitable. Il accompagne souvent la dentition, les couches, et met en évidence la nullité absolue des moyens que lui oppose la médecine. Quoique parfois cette maladie soit rebelle même à nos médicamens, elle offre cependant en général des chances bien favorables, et une foule d'observations de cures obtenues, viennent à l'appui de notre opinion.

COUCHES (Accidens des). Les souffrances de la

grossesse et les accidens des couches qui exigent tant de prudence de la part des médecins, et de modération dans l'emploi des médicamens, trouvent dans l'*Homœopathie* toutes les garanties que la raison et l'expérience peuvent exiger. Nous avons vu des fièvres puerpérales, des péritonites, des affections cérébrales, des pertes de sang désespérées, rebelles à tous les moyens imaginables, céder promptement à l'administration de quelques globules. Que de victimes ne pourrait-on ménager, que de mères et d'épouses éviteraient le trépas en renonçant aux grossiers moyens employés par la médecine, dont l'insuffisance d'ailleurs est constatée. Les saignées, dont on abuse tant, opérées pendant la grossesse, qui, affaiblissant la force de la mère, lui préparent un enfant faible, rachitique, scrophuleux, et ainsi détériorent les races, peuvent être très-bien évitées par l'emploi des médicamens homœopathiques.

CŒUR. (*Maladies du cœur et des gros vaisseaux.*) Ce genre de maladies, qui attaque un organe ou plutôt le système le plus important de l'organisme humain, faisant le centre de la vie plastique, était, et reste encore pour la médécine, presque inconnu, si non pour le diagnostic probable, du moins pour les résultats curatifs.

Une variété infinie, une complication de la texture anatomique, rendront à jamais ces genres de maladies insaisissables pour tous les systèmes et tous les médecins qui voudront les traiter d'après le raisonnement sur les altérations présumables, et non d'après les symptômes positifs qui tombent sous le sens et que l'expérience confirme. Aussi ne voyons-nous pas en quoi se résument tous les moyens que la médecine du jour oppose à ces maladies terribles ; les saignées, la diète sévère, le repos, la digitale, les acides, et selon quelques-uns, le sirop d'asperges, et nous voilà au bout de toutes les ressources ; qu'obtient-on ? qu'a-t-on obtenu par ces moyens que l'on nous cite ? Quels sont les succès de l'*Homœopathie* dans ces affections ? on croirait avec peine, et nous-même nous douterions, si une foule de cas journaliers, ne venaient chaque jour appuyer nos convictions. Aussi notre succès a-t-il été plein et entier, non-seulement dans ces cas où nous avons déterminé le diagnostic, mais aussi chez les malades traités pour les anévrismes et les maladies de gros vaisseaux par les autres médecins. Comment *l'aconit*, *l'or*, *l'arsenic*, *la pulsatille*, *la spigelia*, guérissent ces maladies ? comment ils rétrécissent les tissus trop élargis ou trop développés ? comment ils ralentissent la circulation et parfois même arrêtent la carie du *sternum*, résultat des fortes palpitations, comme il nous est arrivé de voir maints exemples ? nous ne saurions l'expliquer, évitant cette effronterie scientifique et pédantesque qui substitue les fictions aux réalités qui échappent ; et cependant nous guérissons et prétendrons toujours guérir la pluralité de toutes ces maladies. (Voir *Obs. prat.*)

DARTRES. Une maladie qui investit tant de formes, qui admet tant de causes occasionelles, et qui est une des plus rebelles, des plus longues à traiter, toujours désagréable, souvent insupportable par les symptômes qu'elle provoque, parfois terrible par son influence, et triste par ses résultats et par les ravages qu'elle fait dans l'organisme. Elle est traitée, on peut dire, sans succès, par les moyens de l'ancienne médecine, qui ne possède pas même une hypothèse admissible pour expliquer l'origine obscure de ce mal. La plupart de ses moyens hasardeux sont extérieurs, empiriques, comme les pommades, les frictions, les bains, ou insignifians comme la plupart des tisanes, ou enfin nuisibles et dangereux comme l'emploi à larges doses du *souffre* et du *mercure.* Cette maladie est une mine d'or pour les charlatans. Fille légitime de la gale et de la syphilis, sœur cadette de la lèpre par ses formes et ses variantes ; par sa marche et sa durée, elle confirme

admirablement l'explication de l'origine miasmatique des maladies chroniques donnée par l'*Homœopathie*, cédant dans la plupart des cas, quoiqu'avec
lenteur et non sans difficulté, à nos traitemens.
Parmi les cas soumis à notre pratique, nous comptons plusieurs guérisons complettes, plusieurs
amendemens considérables, surtout par la disparition de cette démangeaison qui souvent tourmente
tant les malades. (1)

DÉLIRE. (*Voir* les fièvres.)

DELIRIUM TREMENS. Cette maladie, heureusement assez rare, qui attaque de préférence les
hommes adonnés à l'usage des boissons spiritueuses,
ne s'est pas présentée à notre observation en nombre
assez considérable pour tirer les conclusions pro-
nostiques. Un seul cas qui fut soumis à notre traitement, a été enlevé avec promptitude par le *nux* X°°.
Mais, nous dirons ici en passant que l'usage de
l'*opium*, que l'ancienne médecine emploie contre

(1) Nous donnons actuellement nos soins à une jeune et illustre dame, affectée de ce mal depuis trois ans, qui lui occupait
la figure, le cou et les bras, avec la tuméfaction prononcée et
l'altération de la vue, et qui résista à tous les moyens de l'ancienne médecine. Deux mois à peine du traitement homœopathique, ont produit des résultats si favorables, que le mal diminua des trois quarts, et que notre malade peut aujourd'hui sortir
sans voile : sa figure, redevenue naturelle, laisse à peine voir les
traces de la maladie.

cette maladie, il faut l'avouer avec succès, démontre d'une manière palpable la vérité de nos principes, de manière à convaincre les plus incrédules; car, qui niera l'analogie la plus frappante qui existe entre les symptômes essentiels, produits par ce médicament, et la maladie en question? Aussi, dans ce cas, fait-on de l'*Homœopathie* sans s'en douter.

DIARRHÉES. Leurs différentes espèces, primitives et secondaires, se peuvent facilement calmer et guérir par notre système; le pronostic en général est très-favorable. Nous avons pu souvent triompher de diarrhées très-anciennes et rebelles. Les diarrhées *symptomatiques* dépendent de l'état et des circonstances du mal primitif; cependant, nous pouvons modérer même les diarrhées colquatives des poitrinaires.

DYSSENTERIES. Elles admettent le même pronostic que les diarrhées, et en général leur guérison est très-prompte; souvent dans l'espace de vingt-quatre à quarante-huit heures, on peut déjà triompher du mal, sauf de rares exceptions.

L'ENROUEMENT, ainsi que l'aphonie complète, se guérissent facilement par les moyens homœopathiques. Là où le vice psorique ou syphilitique éternise le mal, le traitement contre ces miasmes est indiqué, et il ne peut être que long. Les cas aigüs cèdent avec promptitude sans les tisanes sudorifiques et les loochs employés si largement par l'ancienne médecine.

ENGELURES. La plupart de ces inconvéniens tiennent à la constitution maladive et vicieuse des individus, et exigent un traitement général. Les cas plus simples, rarement ont besoin d'application topique, et peuvent très-bien être guéris par l'emploi des médicamens intérieurs, pourvu que les personnes se soumettent aux conditions exigées par notre régime.

ENTÉRITES , *Péritonites* , *Duodénites* , etc. Ces phlogoses , dont on ne croyait pouvoir triompher que par de larges saignées, quantité de sangsues, par la diète absolue, et par les autres moyens qui usent l'organisme en un clin-d'œil, et font un squelette d'une personne vivante dans l'espace de quelques jours, cèdent avec toute sécurité et promptitude à quelques petits médicamens homœopathiques. Mille exemples confirment tous les jours cette vérité.

ÉPILEPSIE. Une des plus tristes maladies que l'humanité compte parmi ses fléaux, devant laquelle l'art a épuisé tous ses projectiles, a reculé confus, et laisse la cure au temps et aux charlatans, aux saints et aux démons eux-mêmes. Si la nouvelle école ne peut se glorifier d'avoir apporté dans la guérison de l'épilepsie, cette certitude pour ainsi dire mathématique qu'elle a donnée aux traitemens des autres maladies, on peut toujours dire, avec assurance, qu'elle en a restreint le nombre, qu'elle a obtenu beaucoup de cures positives; et si quelques guérisons peuvent paraître douteuses (par la raison qu'il arrive parfois de voir la maladie sommeiller pendant des années), n'est-ce pas déjà un assez beau succès que de rendre les paroxismes si rares? Quel est le malade qui, tourmenté par ce mal plusieurs fois dans une semaine, ou même dans un jour, ne rendrait pas des grâces au ciel s'il n'éprouvait plus d'attaques qu'une fois tous les ans, ou tous les deux ou trois ans? Nous avons vu des guérisons de cas d'épilepsie qui dataient presque de naissance, et, sans anticiper en rien sur les travaux et l'opinion de nos confrères dans ce grave sujet, nous osons admettre le pronostic trop favorable, peut-être, en raison de la gravité du mal. Possesseurs de médicamens spécifiques, dont l'efficacité est déjà prouvée, guidés et éclairés par les lumières que donne l'analogie, nous espérons trouver de nouveaux moyens, encore plus appropriés et plus efficaces. (Voir *Obser. prat.*)

ÉRISYPÈLE. Maladie, soit primitive, soit consécutive, contre laquelle l'ancienne médecine emploie cette foule de moyens, nuls, insignifians, dont elle a enirichi sa thérapeutique : cette maladie, dont la cause intime, comme tant d'autres, est obscure et expliquée par la pathologie d'une manière encore plus ténébreuse, se guérit avec sûreté et promptitude par les moyens homœopathiques. Le pronostic des cas consécutifs, dépend de la gravité des affections primitives.

ÉXANTHÈMES (les). Étant en général le résultat d'un miasme quelconque, qui séjourne dans l'organisme, ils exigent des traitemens prolongés, et en général sont rebelles, malgré qu'il s'en trouve des espèces qu'on peut guérir avec facilité et une promptitude étonnante; ce n'est point avec de pareilles maladies, que nous conseillons à un jeune débutant de se mettre aux prises, car elles exigent une main sûre et habile pour les diriger.

FIÈVRES. Primitives et secondaires, de toute classe, de toute espèce et type, elles cèdent facilement aux moyens homœopathiques, jusqu'à un tel point, qu'il n'est pas rare de voir déjà, au bout de quelques heures, un changement remarquable. Ordinairement, quelques jours suffisent à leur complète guérison. Les exceptions à cette règle sont très-rares, et quand même ces maladies paraissent résister un peu plus long-temps aux remèdes homœopathiques, cela ne dure jamais aussi long-temps que

quand elles sont traitées par l'ancienne médecine.
Cette opiniâtreté est due, alors, aux affections oc-
cultes des organes intérieurs, ou à un miasme chronique éveillé par la maladie aiguë. Dans ce cas, les
médicamens convenables en font promptement justice. Mais un avantage immense qu'offre l'*Homœopathie*, c'est de ne laisser presque jamais de convalescence : avec la disparition des symptômes maladifs, les forces et l'énergie vitale des malades reviennent simultanément ; car ils ne sont pas obligés,
par une longue convalescence, d'expier les suites
fâcheuses d'un traitement affaiblissant. Nous sommes convaincus que toutes les fois que la maladie
laisse une faiblesse dans l'organisme , elle n'est
pas complètement guérie, et que les longues con-
valescences sont toujours l'œuvre de la médecine.
La doctrine des *crises*, des jours et des évacuations
critiques , des *coctions* hyppocratiques , n'a pas lieu
dans notre pathogénésie moderne. On peut aussi bien
guérir une fièvre le premier jour que le second, le troisième que le douzième, etc. Un homœopathe con-
sommé, pour guérir son malade, n'attend pas plus
des sueurs et des *épistaxis*, que du sédiment dans
l'urine, malgré les oracles d'Hippocrate (1) , qui ont
passé les siècles sans contestation.

(1) « Quibus morbi *septima die* judicantur iis nubeculam ru-

Il est évident que le pronostic des fièvres secondaires , dépend de la maladie primitive. Néanmoins, nous avons pu, plus d'une fois, calmer les fièvres hectiques chez les poitrinaires, même dans le cas où tout espoir de guérison était interdit. Ici, nous rappellerons à l'attention de ceux de nos confrères qui exercent la chirurgie opératoire, que, dans le cas des amputations, extirpations, et d'autres opérations graves où il faut présumer et attendre une fièvre, quelques doses d'*aconitum napèlius*, administrées avant et après l'opération, produiront souvent des miracles, comme nous avons pu maintes fois nous en convaincre dans la dernière campagne de Pologne, où les opérations ne manquaient pas. Eh bien ! nous avons vu la cicatrisation s'opérer plus rapidement chez tous les malades où nous avons employé l'*aconit* et parfois l'*arnica ;* les plaies se guérissaient promptement, sans fièvre et sans une grande phlo-

« bram urina, *die quarta* continet et cætera secumdum ra-
« tionem. » *Aphor.* 71.

« Sudores fabricitantibus si interceperint, *boni sunt die tertia*
« et *quinta* et *septima* et *nona* et *undecima* et *quarta decima*
« et *septima decima* et *vigesima prima* et *vigesima septima*
« *trigesima prima* et *trigesima quarta*, hi enim sudores mor-
« bos judicant qui vero ita non fiant laborem significant et morbi
« longitudinem et recidivas. » *Sect.* IV, *aphor.*

« Acuti morbi intra quatuor decim dies judicantur. »

Coacarum, lib. I, § 150.

gose locale. Les fièvres ainsi appelées *nerveuses*, *thy-phoïdales*, *sporadiques*, sont, presque toujours, l'œuvre de la médecine, des fortes évacuations sanguines, des purgatifs; et l'emploi de prétendus toniques moissonnera encore, pendant long-temps, l'humanité, avant que les véritables principes se fassent jour. Quant aux fièvres intermittentes, il ne serait peut-être pas de trop de rappeler ici que le mérite de la guérison de quelques-unes de ces fièvres, par l'ancienne médecine, est dû entièrement aux principes homœopathiques. C'est l'étude de cette espèce de fièvres, et de l'action des médicamens appelés spécifiques, qui a donné le jour à notre doctrine. Nous dirons seulement ici, que le non-succès de la *quinine* et des autres médicamens, dans de certaines espèces de fièvres intermittentes, est le résultat de l'emploi hasardeux et de l'application empirique des médicamens, sans aucun principe rationnel, par l'*allopathie*. Ainsi, la *quinine* n'est point un spécifique universel, ni des *fièvres*, ni de la *périodicité* des symptômes, mais seulement des cas de fièvres dont les symptômes se rapprochent le plus aux effets de cette substance sur l'organisme. L'*Homœopathie* possède une foule d'autres médicamens, également efficaces, qui peuvent bien correspondre à toutes les nuances de la maladie et à tous les besoins du praticien (1).

FURONCLE. Ce mal, souvent peu remarquable et négligé, toujours douloureux, parfois périodique, accompagné de fièvre et gangreneux, fait supposer presque toujours un vice ou un miasme, et se guérit (dans les cas ordinaires), avec une grande facilité.

GALE. Cette maladie, qui constitue une véritable plaie de l'humanité, origine et source de mille autres formes maladives, véritable Protée médical qui se transmet d'une génération à l'autre, embrasse des populations entières, détériore les races. Souvent méconnu et négligé, disparaissant de la surface du corps et faisant croire à sa guérison, tandis qu'il sommeille des années entières dans l'organisme, et relève la tête à la première occasion venue. Ce sujet mériterait un ouvrage à part (et les ouvrages sur cette matière ne manquent pas à l'*Homœopathie*). Ainsi nous y renvoyons le lecteur; il suffira de dire que le traitement de ce mal, quand il est dans sa forme *simple* et *primitive*, n'est guère plus difficile à traiter que tant d'autres maladies, et quelques

____

(1) Ainsi, nous avons pu guérir par l'*Homœopathie*, une fièvre intermittente quotidienne, qui a résisté pendant trois ans à tous les moyens de l'art !

semaines suffisent pour une cure radicale, surtout
si le malade est affecté pour la première fois du mal,
s'il n'a pas subi d'autres traitemens, car alors, le
mal devient très-opiniâtre, comme il est toujours
désagréable, insupportable et dangereux.

GASTRITES. Cette dénomination trop vague,
trop générale, et par cela même insignifiante, est
donnée par la médecine du jour à une foule de maladies et de symptômes maladifs, pour peu qu'ils
paraissent se manifester dans l'estomac ou dans les
voies digestives. C'est encore une mine d'or pour
les charlatans de toute espèce et de toute qualité,
pour les débitans de spécifiques de tout genre, et
des substances alimentaires orientales et occidèn-
tales. Mot cabalistique des savans docteurs qui les
tire tant bien que mal des graves embarras diagnos-
tiques, et justifie le monstrueux abus de la diète la
plus austère et des moyens antiphlogistiques. Vaste
espace qui commence d'un côté, par les vomi-
tonipurgatifs, et finit de l'autre par l'eau du docteur Sangrado. Maladie, si l'on croyait à la médecine, tellement fréquente, qu'elle affecte presque
la moitié du genre humain ; car qui n'a pas eu
au moins une fois dans sa vie la *gastrite*, ou n'est
pas menacé de l'avoir? Que pourra dire un homœopathe sur le pronostic d'une telle maladie? Si

nous pouvons nous en rapporter aux résultats de notre expérience, nous dirons que dans une foule de gastrites et gastralgies, reconnues comme telles par l'ancienne médecine, et soumises à notre traitement, nous avons trouvé bien peu, pour ne pas dire point, de maladies pareilles, et malgré que les traitemens varient à l'infini, nous pouvons affirmer que notre médecine triomphe facilement de ces maux, dont l'origine occulte est expliquée clairement par les recherches de l'*Homœopathie*. Grâce à la manière insignifiante, dont l'ancienne médecine traite ce genre d'affection, il se trouve bien peu de cas tellement dénaturés qu'ils puissent offrir à nos traitemens une sérieuse résistance. (Voir *Obser.*)

GONORRHÉES, BLÉNORRHÉES, URÉTRITES, etc. Pour se convaincre avec quelle efficacité et promptitude se guérissent les écoulemens récens et invétérés, par le traitement homœopathique, pour voir que les moyens les plus simples et les plus rapprochés de la nature sont les meilleurs en médecine, il suffit de parcourir la brochure (1) du docteur *Laburthe*, chirurgien-major au 4ᵉ de hussards, et voir le compte-rendu d'une soixantaine d'observations et de guérisons opérées dans

(1) La brochure se trouve chez M. J. B. Baillière, rue de l'École-de Médecine, 13 *bis*.

le terme moyen d'une quinzaine de jours dans l'hôpital de ce même régiment, sous les auspices des
autorités militaires.

GOUTTE. Cette maladie, si fréquente, souvent si
douloureuse, parfois accompagnée de grands dangers, dont l'ancienne médecine a créé mille théories
différentes, plus ou moins admissibles, sans l'avoir,
pour cela, ni expliquée, ni traitée rationnelle-
ment (1); maladie contre laquelle on a invoqué tous
les moyens imaginables, tous les médicamens connus. C'est un mal très-grave, et souvent trop invétéré
et dénaturé par les autres traitemens, pour que les
succès du traitement homœopathique puissent être
bien prompts. Cependant, les cas aigus se laissent
maîtriser d'une manière efficace par nos médicamens,
surtout chez les personnes qui n'ont pas abusé des

---

(1) Nous ne pouvons passer sous silence la nouvelle théorie
de notre savant confrère et ami, le docteur A. Turck. Ses importans travaux et ses recherches sur cette maladie, dont lui-
même fut long-temps victime, ne fussent-ils pas couronnés d'un
succès complet, apporteront toujours de nouvelles lumières physiologiques et pathologiques sur cette maladie. Les rapports
d'amitié qui nous unissent à l'estimable auteur, nous imposent de
nous abstenir de toute opinion quelconque; seulement, il sera bon
de savoir comment ses recherches ont été accueillies par l'Académie de médecine pendant la lecture de son exposé..... comme
toutes les découvertes vraiment utiles et non brevetées, par les
cris et les trépignemens!

13.

autres traitemens. **Les cas chroniques sont assez rebelles et longs à traiter, surtout chez les personnes
avancées en âge.** Les accès périodiques offrent plus
de facilité, et souvent même, à l'aide d'un traitement
bien dirigé, on peut prévenir et éloigner l'attaque. La
goutte articulaire permanente, avec la déposition de
matières calcaires, est des plus rebelles, surtout pour
la cure radicale qui, cependant, peut s'obtenir; mais
il faut pour cela des années. La difficulté qui se
présente de la part des malades, est, que ce sont en
général les personnes habituées à bien vivre, qui se
soumettent difficilement aux exigences du régime.

HÉMATURIE, (pissement de sang.) Bien que ce
mal a différentes origines, bien que le sang peut
provenir des reins, des uretères de la vessie et de
l'urètre; quoique les causes pathologiques, tantôt
sont longues et permanentes, tantôt accidentelles et
passagères, c'est toujours une maladie grave. Le
traitement homœopathique est *très-efficace* en général, contre ce genre d'affection; le pronostic change
selon les causes et les circonstances. Ainsi, par
exemple, si une pierre dans la vessie produisait ces
accidens, l'opération de la taille ou la lithotritie serait indiquée.

HÉMOPTYSIE, (crachement de sang.) Ce mal,
qui admet une origine bien variable, constitue tou-

jours une maladie sérieuse, et, soit qu'elle vienne à la suite d'un effort ou d'une violence, soit que les anomalies des hémorrhoïdes, ou de la menstruation, la provoquent, l'*Homœopathie* en fait promptement justice; il est plus difficile et plus dangereux, si les affections organiques du cœur, des vaisseaux ou des poumons existent, et surtout les tubercules. Le pronostic se fait alors en conséquence.

HÉMORRHOIDES. Voici une des maladies bien fréquentes dans tous les pays et dans tous les climats, souvent endémique, parfois héréditaire, primitive et symptômatique, et, selon quelques-uns, *générale et locale*, affectant sans distinction les deux sexes, presque toujours périodique; maladie que plusieurs personnes, par un préjugé funeste, considèrent comme un signe de santé, comme une espèce de menstruation masculine. Ce mal est toujours incommode, souvent accompagné de grandes souffrances et de dangers, soit par ses résultats, soit par une foule de maux secondaires qu'il provoque, soit enfin par les traitemens dénués de tout rationalisme qu'on lui oppose, qui sont capables plutôt de perpétuer le mal que de le guérir. Comme, par exemple, les émissions sanguines, les sangsues (cause la plus fréquente de la fistule), les purgatifs, etc. Ainsi, l'ancienne médecine, il faut lui rendre cette justice, renonce à jamais à la guérison radicale de cette maladie, en lui opposant les moyens palliatifs, et la croyant incurable. La chirurgie, qui n'est jamais plus parfaite que la médecine, et marche pas à pas derrière celle-ci, imagina un expédient, celui d'extirper les veines dilatées, opération qui peut faire honneur à l'adresse de celui qui l'exécute, mais qui n'a jamais produit la guérison de ceux qui souffrent (comme nous l'avons déjà dit à propos du cancer). La disposition qui produit ce mal, ne pouvant pas être extirpée en même temps par le scalpel du chirurgien, il est naturel que les autres veines se dilatent, et le malade en est quitte pour les souffrances de l'opération, sans compter les dangers qui l'accompagnent.

L'efficacité de l'*Homœopathie* dans ce genre d'affections est incroyable, car, non-seulement elle enlève avec promptitude les douleurs et les incommodités des accès, facilitant les selles, les rendant journalières, et arrêtant le flux du sang; mais aussi, dans les circonstances convenables, avec le temps nécessaire, elle peut opérer la guérison radicale, chose jusqu'à ce jour impraticable dans la médcine.

HÉPATITES aiguës et chroniques, traitées par l'*Homœopathie*, offrent un pronostic bien favorable, et la plupart du temps se guérissent avec promptitude et facilité. Il existe plus de dangers et de difficulté dans les cas des calculs bilieux, ou dans une dégénération organique du foie.

HERNIES. Ce mal est très fréquent et entraîne après lui une foule d'incommodités ou de dangers. A en croire certaines assertions, il ne manque pas de moyens curatifs contre cette maladie; car, abstraction faite des hommes de l'art, des chirurgiens instruits, du moins compétens dans le sujet, il n'y a pas jusqu'aux redresseurs, bandagistes et fabricans de faux mollets, qui n'aient la prétention de guérir les hernies d'une manière radicale. Comment se fait-il qu'avec tant de ressources infaillibles, il se trouve un si grand nombre de personnes incommodées de ce mal? nous ne le comprenons point. Cela vient-il de la négligence des malades ou du mensonge des guérisseurs? Nous pouvons cependant déclarer que l'*Homœopathie*, dans les cas qui ne sont pas trop invétérés et sans adhésions anormales, chose qui touche déjà au domaine de la chirurgie, laisse aux praticiens des ressources d'autant plus frappantes et préférables, qu'elles sont obtenues par des moyens doux et extrêmement simples. (Voir *Obser. prat.*)

HYDROPHOBIE. Ce mal terrible est heureusement assez rare. L'art médical (sauf les réglemens de la police), a complètement échoué dans ses efforts contre cette maladie. Les charlatans, avec leur ignorance empirique, ont pris seuls le soin de traiter l'hydrophobie, dont la guérison, malgré une foule de prétendus spécifiques, est restée presque incertaine. Si nous pouvons parler de nos propres recherches et observations, ainsi que de celles de nos collègues, faites sur les hommes et sur les animaux, l'*Homœopathie*, et surtout l'*Isopathie*, offre des ressources contre ce mal, infiniment supérieures à tout ce que nous avons eu jusqu'à ce jour; mais ces succès sont difficiles à constater et à établir, car, dans ces mêmes cas où nous avons pu nous glorifier d'une réussite complète, par une tactique habituelle on nous a contesté la réalité du fait.

HYDROPISIE. Ce mal est constamment grave, et l'on peut le considérer, presque toujours, comme l'effet d'une maladie occulte. Pour sa guérison, la médecine offre peu de ressources (pour ne pas dire aucune); la ponction elle-même, qu'on administre comme un moyen palliatif, est dangereuse, et pré-cipite plutôt les malades. Par les ressources de l'*Homœopathie*, on peut guérir ce mal avec certitude; nous avons pu triompher des hydropisies désespérées, et, dans la pluralité des cas, on peut arracher les ma-lades à une mort certaine. (Voir *Observ. prat.*)

HYDROTHORAX. Ce que nous venons de dire

pour l'hydropisie, sous le rapport pronostic, peut s'appliquer à l'hydrothorax. Ce mal ayant son siège dans la poitrine, le pronostic doit se faire avec plus de réserve, vu l'importance des parties affectées par la maladie.

HYPOCHONDRIE ET HYSTÉRIE. Voilà un genre de maladie auquel la médecine a donné mille origines, et après avoir créé une foule d'hypothèses sur sa nature intime, souvent après avoir nié son existence, elle l'a placée enfin dans les maladies nerveuses jusqu'à nouvel ordre : dénomination commode et vague, qui ne dit rien, n'apprend rien, mais tire les médecins d'embarras. Il serait curieux, quoique passablement long, de faire l'histoire de toutes les causes essentielles que l'on suppose produire cette maladie, car, sans parler des sortilèges, depuis l'*atrabile* des humoristes jusqu'à *l'obstruction des viscères* et les *phlegmasies* modernes de toute espèce, rien n'a indiqué aux médecins le moyen de guérir cette maladie. Notre école évitant avec raison des explications ridicules et souvent plus ténébreuses que l'inconnu lui-même, n'en guérit pas moins ce genre d'affection avec un succès remarquable. Nous avons vu les guérisons des hypocondries qui ont résisté pendant des années à tous les traitemens imaginables, et dont le degré était déjà si développé, que les hallucinations avoisinaient la manie et la monomanie, avec le dégoût de l'existence et des dispositions au suicide; nous avons pu, dans des cas désespérés, obtenir des améliorations remarquables et des guérisons complètes, confirmées par le bien-être physique et moral des malades.

ICTÈRE. Les différentes espèces de la jaunisse, quoique ne constituant pas une maladie grave, considérées par elles-mêmes, mais comme les symptômes d'une affection occulte, méritent toute l'attention des malades et des médecins. La jaunisse qui survient dans les affections aiguës, ou après une forte chute, etc., est un signe dangereux et avant-coureur de la mort. Excitée par des causes passagères, comme par exemple, par la colère, le froid, l'indigestion, etc., cette maladie peut se guérir avec facilité et promptitude par l'*Homœopathie*. Les cas même qui font supposer une grave affection de foie et du système bilieux, n'interdisent pas toujours un pronostic favorable.

IMPUISSANCE ET STÉRILITÉ. Cette maladie, ou si l'on aime mieux, cet inconvénient, dont l'importance est plus grande, peut-être, que l'on ne le suppose ordinairement, considérée sous le point de vue moral, politique ou médical, mérite toute l'attention des hommes de l'art. En effet, la maladie qui prive l'homme de l'exercice d'une fonction si importante, comme est la propagation; qui rompt ce puissant lien qui l'attache à l'autre sexe, qui lui interdit moralement le mariage, ou bien l'expose, dans cette union, au manque d'intimité nécessaire pour le bonheur réciproque; qui le rend ainsi, en quelque sorte, responsable de la moralité de sa compagne : une telle maladie ne peut être considérée légèrement. L'homme, privé par l'impuissance d'un des plus grands attraits de sa vie matérielle, et l'on peut dire intellectuelle, soit qu'il se jette dans le gouffre d'autres passions qui ne remplacent pas celle dont il perd la jouissance, soit qu'il se dégrade par des goûts dépravés, n'est pas moins digne de la sollicitude des médecins. Si les législateurs savaient, ou du moins s'ils se rappelaient toujours l'influence de nos dispositions physiques sur notre état moral, on éviterait bien des crimes et des injustices, bien des lois inefficaces ou barbares. Examinons jusqu'à quel degré l'exercice des fonctions reproductives influe sur le caractère de l'homme. Avec la perte de cette faculté, il cesse moralement d'être homme (1), il devient peu sociable,

(1) L'exercice du sacerdoce est interdit aux hommes *castrats*, quoique l'église ne se soutient pas par la propagation de ses ministres, *gens æterna in qua nemo nascitur*. Néanmoins les lé-

peu accessible, égoïste, lâche et poltron, souvent même il se dégoûte de l'existence, et montre de la disposition pour le suicide. Voyons ces vieillards décrépits, dont les qualités sociales ont disparu avec la puissance! voyons les eunuques, dont la bassesse et la dégradation morale est proverbiale! examinons les animaux domestiques : contemplons ce coq hardi, devenu humble chapon; ce cheval fougueux, indomptable, changé par l'opération en obéissant esclave!... Combien n'ont-ils pas perdu de leur fierté et de leur énergie? Ainsi, la nature qui a tracé certaines limites aux fonctions sexuelles, du moins à la fécondité des femmes, n'a point déterminé, malgré tout ce qu'on en dise, la cessation complète de la faculté reproductive chez les hommes, et, selon notre opinion personnelle, la mort prématurée des organes sexuels est presque toujours le résultat d'une maladie. L'excès et l'abus, qui figurent parmi les causes de l'impuissance, entraîneraient plutôt à la mort qu'à la cessation précoce de cette faculté; autrement, l'espèce humaine courrait le risque d'être anéantie, et la nature a sû veiller à sa propre conservation. A

gislateurs avaient en vue le but purement moral, et la dégradation que cet état amène ainsi pour toute autre vertu, pour la vertu de chasteté, il faut une lutte, un combat, un triomphe sur soi-même : il n'y a pas de vertus négatives; le grand saint Antoine avait ses tentations.

quelle époque de l'histoire n'a-t-on pas commis des excès de ce genre, sans que la fécondité ait dû en souffrir? et nous dirons de plus, que l'exercice modéré est nécessaire pour le maintien de la faculté reproductive et le développement des organes (1).

Ayant parlé de toute l'importance de ces sujets, il nous reste à savoir quelles sont les ressources qu'offre la médecine dans le traitement de cette maladie. On peut dire affirmativement qu'elles sont nulles; aucun auteur remarquable, excepté Tissot, ne s'est occupé de ce sujet. Ceux qui en parlent en passant, dans les traités sur les autres maladies, donnent des notions si vagues et si incomplètes, que c'est peut-être une des maladies les moins observées et les plus obscures de la littérature médicale. En général, on la place dans les *atonies* et les *débilités*, et on emploie, tantôt les prétendus toniques (qui, comme nous avons dit ailleurs, n'existent pas dans la nature); tantôt on recommande les excitans, les aphrodisiaques qui, ayant stimulé un moment, épuisent le reste de l'activité organique. Enfin, pourquoi cette maladie au-

(1) On connaît cette circonstance de la vie de saint Augustin, qui par l'extrême austérité de mœurs a perdu, non-seulement les dispositions reproductives, mais aussi le développement des organes sexuels, qui étaient si peu remarquables, qu'après sa mort on a hésité long-temps sur son sexe.

rait-elle eu le privilège d'être traitée plus raisonnablement que ne le sont les autres? Au contraire, le mal
n'étant ni douloureux, ni mortel, on ne s'est jamais
occupé de lui donner des soins convenables. L'*Homœopathie*, qui, par ses recherches positives, et pour
ainsi dire mathématiques, sur les vertus des médicamens, a pu trouver, non-seulement une multitude
de substances capables d'agir d'une manière efficace
sur l'appareil génital et guérir ses abnormités, mais
aussi elle possède des médicamens dont les propriétés correspondent à toutes les nuances si variables des anomalies sexuelles qui souvent échappent
à l'attention des médecins, et sont considérées
comme les défauts naturels; cependant leur guérison peut être obtenue. Ainsi, non-seulement le
défaut d'*érection*, mais sa lenteur, sa durée, la disposition physique à la reproduction avec l'aversion
morale, *et vice versâ*, l'éjaculation trop prompte
(défaut très-commun), ou trop retardée, impossible,
douloureuse, ou sans sensation voluptueuse, les différens genres de pollution, etc., rien n'a échappé à
nos recherches. Il faut encore placer ici le genre des
anomalies contraires, et ces désirs effrénés et maladifs (1). L'exaltation sexuelle des deux sexes, qui

(1) Comme la *Nymphomanie*, qui se guérit facilement par
notre système.

dégrade souvent la nature humaine en portant certaines personnes aux excès funestes, à ces goûts
dépravés, aussi humilians qu'immoraux, qui ternissent, aux yeux de la raison, la céleste origine de
la pure volupté.

Ce que nous avons dit de l'impuissance sous les
rapports pronostics, s'applique à la stérilité des
dames, défaut qui n'est pas toujours impossible à
guérir : l'*Homœopathie* offre à cet égard des ressources infinies. Plusieurs succès de ce genre, obtenus dans notre pratique, même dans les cas où tout
espoir paraissait interdit, nous autorisent à avancer
une telle assertion. Nous dirons ici, en passant, que
plusieurs dames stériles, traitées pour d'autres maladies, sont devenues enceintes, tant l'influence du
traitement homœopatique leur fut favorable.

INCONTINENCE D'URINES, ISCHURIE, STRAN-
GURIE et les différentes anomalies de cette excrétion se laissent guérir par l'*Homœopathie* avec beaucoup de facilité (abstraction faite de graves lésions
organiques qui exigent des soins chirurgicaux). Nous
avons réussi particulièrement dans les incontinences
qui attaquent les enfans et les jeunes gens des deux
sexes, incommodité connue, sous la dénomiation du
pissement au lit, contre laquelle échouent d'habitude tous les moyens de l'ancienne médecine.

INDURATION des glandes. Ce mal, même quand il est d'une nature grave, comme par exemple, l'induration des glandes mammaires, chez les femmes, laisse la possibilité de guérison par l'homœopathie.

Quant aux indurations des glandes scrophuleuses chez les enfans et les jeunes personnes, leur guérison est presque toujours certaine, quoique souvent elle exige des soins prolongés. Les exemples abondent : du reste, nous reviendrons sur ce sujet en parlant de scrophules.

LEUCORHÉE (flueurs blanches). Cette maladie, est très commune en France, et particulièrement à Paris, où l'on peut la considérer comme *endémique*, car il n'est pas rare de voir des personnes qui se débarrassent de cette incommodité, aussitôt qu'elles quittent la capitale, et qui la regagnent de nouveau quand elles y reviennent. Quelle est la cause de ce phénomène? Est-ce l'atmosphère? est-ce l'eau et la nourriture? est-ce le genre de vie? Nous ne le savons pas. La médecine reconnaît tant de causes différentes, générales et locales, capables de produire et entretenir ce mal, qu'il est impossible de les déterminer. Quant à nous autres, homœopathes, nous reconnaissons dans cette maladie, presque toujours une *diathèse*, ou autrement un miasme quelconque, et nous le traitons en conséquence. Bien qu'il soit parfois difficile de guérir tous les cas de cette maladie, cependant, nous pouvons le plus souvent y porter remède, et compter sur les trois quarts des guérisons. En général, c'est une maladie assez rebelle, qui exerce une fâcheuse influence sur le teint et sur l'organisme entier. Son traitement exige en tout une modération circonspecte, à laquelle il est difficile d'assujétir certaines malades. Nous ne pouvons assez avertir les personnes affectées de cette maladie, d'accord avec l'opinion de tous les médecins de l'ancienne école, du danger que l'on court en employant des injections astringentes, des pillules, des essences, des prétendus toniques, offerts largement par les charlatans brevetés.

LOUPES, tumeurs *cystiques*. Quoique la prétention de les guérir sans opération, sans emploi des moyens locaux, paraîtra bien étrange à beaucoup de médecins, nous n'en persisterons pas moins à être convaincus et à soutenir que les médicamens, pris à l'intérieur, sont capables de faire disparaître ces productions morbides. Comment ces guérisons s'opèrent-elles? nous ne saurions l'expliquer; mais plusieurs exemples de cures incontestables, obtenues dans notre pratique et observées par les autres, viennent à l'appui de ce que nous avançons. (*Voir Observat. prat.*)

MENSTRUATION de toutes les fonctions naturelles : c'en est une dont le dérangement est le plus facile et le plus fréquent, sans être pour cela moins grave ; et , soit la suppression, soit la diminution , le changement des qualités du sang, du type de la périodicité, l'avancement ou le retard , annoncent toujours un trouble dans l'organisme. Que de victimes, que de maladies graves, résultent du dérangement de cette fonction !! Avouons encore que les moyens proposés par la médecine pour combattre ces dérangemens, sont hasardeux, empiriques ; car, abstraction faite de ce mélange de médicamens appelés *éménagogues* , auxquels ne croient plus même les bonnes femmes , que dire de ces moyens grossièrement conçus et employés de nos jours par la médecine ? Ou on a voulu assujétir les êtres organiques aux lois de la nature inerte ! aux règles mécaniques ou hydrostatiques, comme, par exemple, faisant l'application des sangsues aux parties inférieures , les saignées des pieds, les bains de siège, etc. C'est dans ee genre des maladies qu'on peut voir clairement tous les avantages de notre doctrine, car son efficacité est si grande, qu'à peine elle admet quelques exceptions. Sur dix personnes , on peut en guérir neuf avec promptitude , et la dixième peut l'être avec le temps et la persévérance... Notre système offre les mêmes avantages dans les inconvéniens qui accompagnent les premiers efforts de la puberté : c'est ce qu'on appelle vulgairement *la formation* chez les jeunes personnes, ainsi que les souffrances et les dangers de l'âge *du retour*.

MÉTRITES. Les inflammations aiguës de la matrice se guérissent avec une promptitude et une facilité commune aux autres maladies appelées inflammatoires, et traitées par l'Homœopathie. Vingt-quatre heures, ou quelques jours au plus, suffisent ordinairement pour la guérison. Les irritations chroniques admettent un augure aussi favorable ; seulement elles exigent des soins plus prolongés. C'est ici qu'il serait à propos de parler de ces phlogoses chroniques, dont les résultats sont souvent si funestes, quand elles se changent en ulcère, maladie grave et difficile, et cependant pas aussi fréquente qu'on le croit ordinairement. Il arrive souvent qu'une médication erronée, et surtout la *cautérisation*, provoquent et développent cette maladie là où elle ne devait pas exister. Combien l'Homœopathie a produit de cures de ce genre d'affection ! Il serait difficile de le croire, et l'on peut, sans exagération, garantir une guérison certaine à la plus grande partie des ulcères siégeant au col de la matrice. (Voyez *Observ. prat.*)

14.

MÉTRORRHAGIE. Les pertes de sang, soit à la suite de couches, soit causées par le retour de l'âge, soit par la menstruation anomale, par les chutes et par les contusions, trouvent un excellent secours dans l'Homœopathie, dont l'efficacité, ici comme ailleurs, est aussi prompte qu'incontestable.

MORAL. Les impressions morales qui jouent un si grand rôle dans l'existence humaine, qui usent avant le temps les organisations les plus robustes, ou donnent la force et l'énergie, à un point surprenant, aux êtres les plus faibles et les plus chétifs, sont tellement amalgamées avec la matière organique, qu'elles se laissent modifier et changer presqu'à volonté par de certains médicamens qui agissent sur cette dernière. La chose paraît surprenante, sans être moins réelle. L'ancienne médecine, qui, dans le choix de ses médicamens, ne fait pas la moindre attention aux dispositions morales des personnes, a laissé inculte et stérile, cette branche de la science, n'ayant à opposer d'autres moyens aux souffrances morales que les banales consolations, les distractions inefficaces, les voyages, etc., moyens souvent inapplicables et impossibles pour beaucoup de personnes; celui qui est affligé, ne porte-t-il pas avec lui son mal à Naples ou à Rome? C'est l'Homœopathie qui, la première, tendit la main à l'humanité souffrante. Dans ses recherches sur les vertus des médicamens, elle précisa les modifications morales que ces dernières opèrent sur l'organisme. Ainsi, pour un médecin éclairé, il existe aujourd'hui des ressources certaines pour modifier tous ces mouvemens d'âme des passions excessives, qui compliquent ou rendent impossible la guérison des maladies, s'ils ne constituent une maladie par eux-mêmes. Ainsi, la colère, la jalousie, l'amour malheureux, la perte cruelle des personnes chéries, etc; en un mot, toutes ces fâcheuses impressions peuvent être modérées par une main habile. C'est ici encore, qu'il faut parler de cette plaie de la société, de cette triste maladie du jour... *le suicide*, crime qui offense également le présent et l'avenir, et qui se propage comme une funeste épidémie. Où faut-il chercher son origine, et les causes qui y prédisposent, autant dans la vie morale, peut-être, que matérielle de l'homme? De l'absence de toute croyance consolatrice, de la réduction de la vie à sa plus simple et sa plus matérielle expression, résulte l'égoïsme qui isole tellement l'homme de ses semblables, qu'il n'a sur la terre, ni parens, ni femme, ni enfans, ni amis, mais seulement des collatéraux, des héritiers et des connaissances. Quand il n'aperço't devant lui que le néant! quand aucun lien ne l'attache à la terre, aucune consolation, aucun épanchement de tendresse ou d'amitié, ne pénètre dans les mystères de son cœur! il se hâte à franchir les limites du tombeau, pour ne pas voir, dans toute la nudité, l'indifférence de ceux sur l'amitié desquels il n'a jamais osé compter.

Voilà les causes morales qui disposent au suicide, et, quand la disposition existe, une cause, n'importe laquelle, ne manque pas de produire son effet, soit un désespoir déçu, une ambition, une gloire perdue, un amour trompé, une perte au jeu, etc. Que faut-il faire contre un mal si terrible, qui souvent n'apparaît que quand il est sans remède (1)? Certes, la prophylactique appartient à la morale,

(1) Il est intéressant d'établir la statistique de la moralité des gens qui se suicident. De tout ce que nous avons pu conclure sous ce rapport, sauf de rares exceptions, c'était toujours des êtres dont les facultés morales avaient peu de développement, et le penchant à la vie animale prédominait, ou bien celles dont les capacités étaient dégradées par les passions viles et misérables. Le suicide parmi les hommes remarquables, parmi les gens de génie, est une chose presque introuvable. N'avons-nous pas vu *Napoléon* supporter l'exil, les humiliations et tous les malheurs avec une force vraiment digne de son génie; circonstance qui, selon nous, parle plus en sa faveur que la colonne de la place Vendôme..... Rappelons-nous, du reste, que *Goëthe*, qui, dans sa folle jeunesse, plaidait en quelque sorte la cause du suicide (1), est mort, lui, à quatre-vingt-six ans, et ministre.

(1) Dans *Werther*.

tandis que les gouvernemens doivent démontrer aux hommes, par des paroles et par des actes, qu'il existe des vertus sur terre! que les faveurs, les honneurs et la fortune ne sont pas toujours le prix du hasard, de la corruption, de la bassesse; que la justice et la probité ne sont pas une fiction, et la jouissance de ses droits, un fantôme !... Mais quel puissant secours peut porter, dans de pareils cas, l'art médical, épiant et détruisant dans son germe le mal prêt à naître? Combien n'existe-t-il pas de personnes dont les dispositions pour le suicide sont connues d'avance, sans qu'on ait pu les faire disparaître? De quelle vertu jouissent les médicamens homœopathiques pour modifier le moral? On le croira avec peine, nous connaissons des personnes qui ont été gardées à vue, à cause de leurs dispositions pour le suicide, et qui, après avoir subi le traitement, tiennent tout autant à leur existence que tout autre personne du moral le plus sain.

NYMPHOMANIE. Voir l'impuissance.

ODONTALGIE. Il serait peut-être téméraire de faire des promesses pour la guérison des douleurs de dents; ce mal a tant de causes différentes, qu'il est difficile d'en dire quelque chose en général, sous le rapport pronostic, cependant, il est incontestable qu'on peut souvent calmer les souffrances des dents,

par les moyens homœopathiques, Les recherches les
plus exactes à cet égard, sont poussées très loin,
et nous possédons des médicamens agissant spécialement sur les classes des dents, comme par exemple sur les incisives, canines, mollaires, supérieures
et inférieures , etc.

OPHTHALMIES, *et les maladies des yeux en général,*
se traitent par l'Homœopathie, avec un succès d'autant plus frappant, que l'ancienne médecine, dans
ce genre d'affections, ne s'est pas encore montrée
heureuse; au contraire, ayant créé une branche à
part, et produit des hommes spécialement consacrés à ce genre de maladies, sous le nom *d'oculis-*
tes, elle semble rendre sa nullité encore plus évidente. Et si, d'un côté, les travaux consciencieux
des *Wenzells,* des *Beer,* de *John Bell,* paraissent appor-
ter de grandes lumières à la patogénie, à la diagnostique et à la chirurgie opératoire; de l'autre côté,
les moyens curatifs sont toujours stationnaires et
insignifians; ils se renferment dans le cadre des
évacuations sanguines, des vésicatoires, cautères,
sétons, moxas, colyres, pommades astringentes,
etc. Il est vrai que la chirurgie par ses moyens,
peut souvent rendre à la vue, des services éminens,
comme, par exemple, dans la *pupille artificielle,*
parfois dans *la cataracte,* dans *l'entropion* et *l'ectro-*

pion; mais ce sont des cas rares et exceptionnels; l'opération ne fait alors que suppléer à l'insuffisance de la médecine, et la position du malade, qui a besoin de recourir à l'opération, est déjà bien précaire.

En traitant les maladies des yeux par l'Homœopathie, que les résultats sont différens ! Les maladies aiguës, les violentes ophthalmies, surtout chez les sujets qui ne portent pas des germes d'une diathèse quelconque, se guérissent comme par enchantement, sans perdre une goutte de sang, sans purgatifs, ni vésicatoires. Les ophthalmies scrophuleuses, qui ne sont jamais guéries, par l'ancienne médecine, qu'avec l'âge (si avant cela, elles n'altèrent pas la vue), traitées par notre système, et ayant le temps nécessaire, ne résistent pas davantage que les affections simples. Nous avons vu et obtenu les guérisons de maux d'yeux désespérés, et nous avons observé les taies et les obcurcissemens de la cornée transparente, disparaître par nos moyens. Il n'est pas même rare d'obtenir la guérison de la cataracte, par les médicamens pris à l'intérieur; maintes fois nous avons observé la vue faible, qui paraissait être presqu'un défaut naturel, se fortifier et redevenir puissante, au point que les personnes, même avancées en âge, et parfois traitées

pour d'autres maladies, ont quitté l'usage des lu-
nettes, dont elles se servaient depuis des années,
tant l'influence de notre traitement fut salutaire sur
leur organisme.

OSTITES. Les inflammations des os et des *périos-
tes*, surtout arrivant à la suite des lésions extérieures, n'offrent pas de difficulté pour le traitement homœopathique. Les cas compliqués, comme
sont les ostites *syphilitiques* et *scrophuleuses*, bien
qu'elles exigent un traitement prolongé, n'excluent
pas pour cela un pronostic favorable.

OTITES. Les maladies d'oreilles inflammatoires,
se guérissent avec une promptitude et une facilité
étonnante; les *otorrhées*, les *surdités*, qui même résultent d'une diathèse, sont également curables,
excepté dans les cas où existe la destruction des organes auditifs.

PANARIS. Bien que ce mal soit considéré
comme local par beaucoup de monde et par les
médecins, il n'est pas moins vrai que les médicamens pris à l'intérieur, exercent une influence évidente sur sa prompte guérison. Quel est le médecin
homœopathe qui n'a pas observé les prodiges
qu'opère dans ce cas la *silice?*

PARALYSIE. Qui ne connaît pas la gravité de
cette maladie et le peu d'efficacité des traitemens

que lui oppose la médecine? Si l'on nous demande quelles sont les ressources de l'homœopathie, nous pourrons répondre, en conscience, qu'elles sont remarquables et souvent prodigieuses. On sait, du reste, que les causes, le siège, la durée du mal, l'âge des malades et leurs circonstances, changent tellement le pronostic, qu'il est difficile d'en dire quelque chose en général, sinon que les paralysies incomplètes et récentes se guérissent mieux que celles qui sont invétérées avec la perte des sensations et du mouvement; les *paraplegies* sont préférables aux *hémiplégies*, e:c.

PERIPNEUMONIES, PLEURITES, *fluxions de poitrine*. Les adversaires de notre école, qui débitent une quantité d'invectives contre l'Homœopathie, sans la connaître le moins du monde, nous demandent, croyant lui porter un coup décisif, comment nous nous tirerions d'affaire, avec notre système, dans une maladie comme la *fluxion de poitrine*, où il faut, comme on le présume, de larges saignées? Nous leur répondons, que c'est justement là notre triomphe, et que de pareilles cures, obtenues par l'*Homœopathie*, doivent convaincre leur incrédulité; nous ne les voyons pas, dites-vous, à qui la faute? La science ne peut pas venir frapper à votre porte, allez au-devant d'elle, cherchez, expérimentez, et puis, vous saurez à quoi vous en tenir. La promptitude, cet avantage caractéristique de l'*Homœopathie*, est encore plus évidente dans ce genre d'affections; l'efficacité de notre système serait incroyable, surtout pour celui qui a observé combien l'ancienne médecine est insuffisante dans les pneumonies. La statistique a démontré que si l'on traite ces maladies par les saignées, il meurt presque la moitié des malades, c'est-à-dire, un peu plus que quand on ne leur fait rien, et, parmi ceux qu'on appelle sauvés, la moitié traîne une existence épuisée, expiant l'abus des évacuations sanguines.

PESTE. Ce terrible fléau est fort rare en Europe, et à son invasion il fut heureusement arrêté par les moyens de la police médicale; nous dirons, pourtant, que l'*Homœopathie*, ou plutôt l'*Isopathie*, nous promet de pouvoir lui opposer un traitement aussi rationnel qu'efficace. Témoin oculaire de la peste, une fois seulement en ma vie, je n'ai pu recueillir des observations précises, ni des expériences positives; j'avouerai qu'alors mes convictions et mes connaissances homœopathiques étaient bien incomplètes. Les observations judicieuses de *M. Joly*, faites dernièrement à Constantinople, laissent voir la possibilité d'un traitement certain contre cette terrible contagion.

PHTHISIE. C'est encore une maladie, contre laquelle l'art médical a épuisé toutes ses ressources et ses conjectures. On renonce enfin à l'espoir d'obtenir jamais une guérison réelle, même dans le cas où la suppuration des poumons est à peine commencée. La chose est d'autant plus pénible, que la médecine ne possède pas même des moyens palliatifs assez certains, assez efficaces, pour ralentir l'intensité du mal, pour adoucir les souffrances, et rendre supportable aux malades leur longue agonie, en parsemant de quelques consolations le chemin qui les conduit au tombeau... Nous dirons, à la gloire de notre système (qui a rendu d'immenses services à l'humanité), que rien n'égale la puissance des médicamens homœopathiques, pour ralentir la marche de cette maladie et rendre les symptômes peu sensibles aux malades eux-mêmes. Ainsi, la fièvre, la toux, les sueurs, la diarrhée, se laissent bien modifier. Mais ce n'est pas là que finit notre succès; nous pouvons assurer que dans de certains cas, on peut même obtenir une guérison complète, qui paraîtrait impossible à beaucoup de personnes. La chose, cependant, est très-réelle, et, non-seulement notre propre expérience, mais les exemples cités par beaucoup de nos confrères, confirment cette opinion. Il est vrai que de pareilles cures ne se rencontrent pas tous les jours, et à peine peut-on sauver *un* malade sur *dix*, sur *vingt*, peut-être ! S'il était possible d'arracher à une mort certaine *une victime sur mille*, cela déjà mériterait toute l'attention et tous les efforts d'un médecin. Du reste, la guérison de cette maladie n'est pas aussi impossible qu'on pourrait le croire, et, malgré la frêle structure organique des poumons, qui rend la suppuration de ces viscères si rapide et si désastreuse, l'anatomie pathologique nous apprend et nous démontre quelquefois les traces d'une suppuration des poumons, arrivée à guérison. Nous avons vu, dans le cabinet pathologique d'un illustre médecin de Vienne, l'exemple de la régénération de la substance du poumon, perdue par la suppuration. On voyait, d'une manière indubitable, la différence du parenchyme nouveau de celui de l'ancien. Si donc, un hasard heureux (1), peut quelquefois décider la nature, dont les ressources sont incommensurables, à réparer les désastres maladifs; pourquoi un traitement, dirigé avec sagacité, ne pourrait-il pas prétendre à obtenir parfois des résultats analogues ?

PROSOPALGIE. De toutes les névralgies qui

(1) Nous avons dit ailleurs ce que nous pensons des guérisons spontanées.

affectent l'organisme humain, la prosopalgie, par la place qu'elle occupe, par son voisinage avec le cerveau, par l'infinité de nerfs de la figure et leurs anostomoses, est la plus cruelle et la plus difficile à guérir. Disons encore, que les ressources de l'ancienne médecine contre cette maladie sont plus qu'incertaines. L'efficacité de notre système est déjà prouvée par une foule de guérisons; et si quelques cas nous sont parfois rebelles, cela tient le plus souvent aux traitemens héroïques et à l'abus des médicamens forts qui ont précédé l'*Homœopathie*.

RACHITISME. Nous avons déjà mentionné quelle puissante influence exerce notre traitement dans les maladies des os; cela s'applique à ce mal qu'on appelle OSTEO MALATIA (le ramollissement des os), autrement *rachitisme*. Nous prédisons que l'*Homœopathie* est destinée à faire une révolulution, ou, si l'on aime mieux, une réforme dans cette branche de la chirurgie qu'on appelle *orthopédie*. En effet, qu'est ce que de redresser, étendre, soutenir et torturer, à l'aide de machines, les parties et les membres qui ont perdu leur direction naturelle, si demain, ils peuvent de nouveau reprendre leur forme vicieuse? L'emploi simultané des prétendus fortifians, est aussi erronné qu'inefficace. L'*homœopathie* peut, non seulement guérir les dispositions rachitiques, mais, dans les cas avancés de cette maladie, où la disposition normale des membres et des parties a déjà atteint, on peut encore faire des prodiges par notre système, et cela, sans le secours des moyens mécaniques; comme, par exemple, dans les différentes espèces de déviation de la colone vertébrale. Les faits et les exemples ne nous manquent pas (1).

RHUMATISME. Les différentes affections rhumatismales, traitées par l'*Homœpathie*, offrent autant

(1) Nous avons sous les yeux l'exemple d'un garçon de six ans, nommé *Henri Gotfay*, dont les parens demeurent *rue des Nonandières*, n° 10. Atteint de la scrophule et du rachitisme au suprême degré, ce malheureux enfant nous fut apporté dans un état difficile à dépeindre : plié en deux par la déviation de la colonne vertébrale, les jambes et les cuisses contracturées, comme on dit, *nouées*, impuissant à faire le moindre mouvement, percé par plusieurs abcès rendant une liqueur purulente, le ventre gros et tendu par l'obstruction des glandes mézéraïques. Après l'administration des premiers médicamens, nous avons déjà remarqué une amélioration sensible; ainsi, il allait de mieux en mieux, recouvrant l'appétit, ses jambes se dénouèrent; il commença à s'en servir et à marcher au bout de quelques mois; mais, ce qui est le plus frappant, c'est que la déviation de la colonne vertébrale, ou si l'on veut, *sa bosse*, commença à se redresser, sans aucun secours mécanique, d'une manière si rapide et si positive, qu'aujourd'hui il reste à peine trace de cette anomalie. Feu le docteur Gueyrard nous a montré un fait analogue dans sa pratique.

de certitude que de facilité. Les cas aigus diparais-
sent promptement ; les cas chroniques ne résistent
pas davantage à nos moyens... c'est seulement la
question du temps, plus ou moins long. Nous
avons obtenu des guérisons de rhumatismes, qui ont
résisté pendant des années à tous les moyens imaginables, et qui même ont interdit aux malades
l'usage d'un membre.

ROUGEOLE. Comme les autres affections dermoïdes, la rougeole se guérit par l'*Homœopathie*
avec autant de facilité que de promptitude. Cette
maladie est souvent plus dangereuse par ses com-
plications et par ses suites, que par elle-même,
et c'est précisément là, où l'on peut voir de quelle
puissante action jouit notre système.

SCARLATINE. On en peut dire autant de la
scarlatine que de la rougeole ; cependant, la scarlatine est parfois bien plus dangereuse, et fait assez
de victimes ; mais, grâce à notre système, nous
guérissons, non seulement d'une manière prompte
et certaine les malades déjà atteints, mais encore,
nous possédons une puissance, incontestable, de
préserver de l'attaque de cette maladie. Ainsi,
dans une épidémie, en administrant aux enfans les
substances convenables, on peut les conserver intacts. Certes, c'est un phénomène incroyable et

inoui dans l'art médical ; mais il n'en est pas moins réel et certain, par une multitude d'expériences.

SCROFULES. Voici une maladie, diathèse ou prédisposition dont l'existence est reconnue par la médecine depuis des siècles, sans être nullement expliquée d'une manière satisfaisante aux yeux de la raison ; malgré une foule de médicamens proposés, la scrophule ne possède aucun traitement efficace et certain, et constitue une véritable fondation, ou si l'on veut, une pierre angulaire de mille formes maladives. C'est un germe fécond de tant de monstruosités, qui revêt tant de formes différentes, qui admet tant de degrés et de nuances, que si l'on pouvait les faire disparaître complétement de la terre et empêcher sa régénération, à coup sûr, la moitié des maux qui affligent l'humanité, serait anéantie. Il est superflu de vouloir prouver la nullité des moyens curatifs employés contre ce mal par la médecine. Depuis l'apposition des mains royales sur la tête des scrophuleux jusqu'aux spécifiques approuvés par l'académie, tout est erreur, mensonge, déception. Il paraît que l'extrême froid et une trop grande chaleur ne sont pas propices au dévelopement de cette maladie ; ce sont plutôt dans les climats modérés, plutôt vers le nord que vers le midi, que les malades abondent en Europe, et que des milliers de victimes, tôt ou tard, sont dévorées par ce minotaure. Les conditions hygiéniques dans lesquelles l'ancienne médecine a été contrainte d'enfermer toutes ses ressources, ne constituent en réalité qu'un moyen secondaire; malgré les causes occasionnelles, si variables, la cause essentielle est en tout temps la même (selon nos idées) : c'est toujours un miasme quelconque dans l'organisme, soit transmis par une loi héréditaire, soit acquis par le malade lui-même. En parlant de la théorie des maladies chroniques, nous croyons avoir démontré par de puissans argumens, l'origine miasmatique des diathèses , et la plus grande preuve nous en a été fournie par cette simple observation : que les personnes nullement disposées dès leur naissance aux scrophules, en sont atteintes après avoir subi la *gale*, la *syphilis*, la petite vérole, le choléra, etc. Une fois cette source des maladies scrophuleuses reconnue, on concevra facilement pourquoi l'*Homœopathie* exerce une si grande puissance dans la guérison de ce mal. En effet, c'est elle qui, la première, oppose aux miasmes imperceptibles de la maladie, les miasmes également subtils des médicamens. Ainsi, depuis que nous suivons ses principes, nous n'avons jamais été embarrassé dans le traitement des scrophules , maladie qui jadis faisait notre désespoir, et, quoique ici le pronostic varie selon les formes et les circonstances , quoique le traitement en soit toujours long... le succès ne manque presque jamais.

SOMMEIL. Les différentes anomalies du sommeil, les insomnies rebelles, autant que les somnolences continuelles, les assoupissemens passagers, les rêves effroyables, anxieux, les rêves permanens, etc., soit considérés comme un symptôme maladif, soit comme une maladie par elle-même, trouvent dans l'Homœopathie une ressource sûre et incontestable. C'est ici qu'il sera peut-être à propos de dire un mot sur cet abus blâmable que l'ancienne médecine fait de *l'opium*, pour produire, nous ne dirons pas un sommeil, mais une léthargie passagère qui, au lieu de calmer les malades, les fatigue encore davantage, et prépare des insomnies plus rebelles; tandis que l'Homœopathie, en tarissant la cause de l'insomnie, produit un sommeil naturel et réparateur.

SPASMES. En général, les affections nerveuses de toutes espèces; les accès, les crises de nerfs, les spasmes locaux des muscles, ordinairement appelés crampes, qui incommodent tant de personnes; se laissent facilement calmer à l'aide des médicamens homœopathiques (1). (Voir l'article des convulsions.)

SYCOSIS, autrement le miasme générateur des différens verrues, fics et excroissances, disposition maladive qui, malgré sa manifestation patente, était entièrement inconnue à l'ancienne médecine, confondue avec les autres diathèses, et notamment avec la syphilitique, traitée légèrement et presque toujours par les moyens extérieurs, par la cautérisation, excision, etc. C'est un des trois miasmes (admis jusqu'à ce jour), le plus doux et le plus facile à combattre par l'Homœopathie.

SYPHILIS. *Maladie vénérienne.*

Si ce terrible fléau, transplanté en Europe, ne surpasse pas le miasme *galeux*, qui jadis faisait

(1) Bien que cet exemple sortira du cadre des maladies nerveuses dont il est question, nous croyons convenable de citer une dame, atteinte depuis long-temps de *catalepsie*, et regardée comme incurable. Néanmoins, pendant son état cataleptique, on a tenté souvent de l'éveiller par les substances fortes, par les sels volatils, qui n'ont jamais produit d'autre effet que les maux de tête après le paroxisme, sans jamais raccourcir sa durée. Eh bien ! quelques globules de la *belladonne* à la 50° dilution, que nous avons recommandé de lui faire aspirer, ont produit ce miracle que le paroxisme cessa aussitôt que la malade sentit le flacon s'approcher de son nez. Elle fut toute surprise d'avoir éprouvé quelque chose de plus fort que tous les médicamens que l'on lui fit sentir jusqu'à ce jour.

tant de ravages sous la forme de la lèpre, certes il l'égale, et peut-être il est plus cruel par sa fréquence, par la multitude de formes qu'il investit, et pour ainsi dire, par sa dissimulation. Incrusté dans l'organisme, il flétrit la force, la beauté et le développement des races humaines ; souvent aux petits enfans, il fait expier les vices ou le malheur de leurs grands pères ! Il y aurait tant à dire sur la triste et affligeante histoire de l'invasion de cette cruelle maladie en Europe, qu'on pourrait écrire des volumes à ce sujet. Ajoutons que les moyens employés jusqu'à ce jour par la médecine, ne pouvaient jamais détruire cette maladie, et ils seraient encore pardonnables s'ils n'étaient qu'incertains, mais ils sont funestes autant, pour ne pas dire davantage, que le mal lui-même ! Sans contredit, il existe plus de victimes de traitemens employés contre le mal syphilitique que de la maladie elle-même. En effet, qui n'a pas été témoin, sinon la victime, de ces monstrueux traitemens par le mercure, traitemens qui répugnent à la raison et à l'expérience ; car, admettant même que ce médicament soit spécifique, absolu dans tous les cas de cette maladie, ne devrait-on pas encore l'employer avec plus de réserve ? On fait avaler aux malades, non pas des *grains* et des *gros*, mais des *onces*, mais des *livres*, de cette héroïque substance ! et, comme si la bouche ne suffisait pas, on le fait entrer par tous les pores, en friction, en bains, en lavemens, et absorbé en vapeur ! mais la vapeur du mercure est déjà un violent poison, témoin l'état de santé des orfèvres et des métallurgistes. Souvent encore, le malade, après en avoir pris mille fois plus qu'il n'en faut pour sa guérison, et mille fois plus qu'il n'en faut pour empoisonner toute son existence, n'est pas guéri, et il souffre des ravages de son mal et de ceux du traitement. On veut ridiculiser les petites doses de l'Homœopathie, mais quel est l'homme de jugement et de conscience qui n'applaudira pas à nos découvertes, en apprenant que, suivant le système de l'ancienne médecine, on administre en une seule dose au malade, une telle quantité de mercure, qu'elle suffirait pour la guérison de tout un hopital vénérien, si elle était préparée et sagement administrée d'après l'Homœopathie !!!

Quel serait le plus ridicule, ou de celui qui, en servile imitateur, oserait commettre de pareils abus? ou de celui qui conseillerait d'employer la dose proportionnelle, capable de guérir et incapable de faire du mal? *La maladie vénérienne, au commencement, et dans toute sa simplicité, soumise au traitement homœopathique, se guérit avec promptitude et une facilité incroyable.* Dans les cas de sa complication avec le miasme psorique, le traitement dirigé contre ces deux miasmes est nécessaire. Nous avons vu des cas désespérés qui ont résisté au traitement mercuriel pendant des années, et qui avaient déjà produit de grands ravages dans l'organisme, céder, à la grande surprise des malades, aux petites doses homœopathiques. En présence de pareils faits, tous les raisonnemens doivent se taire. User aujourd'hui des moyens héroïques, en pouvant se guérir par les moyens si simples, serait une folie. (Voy. *Observ. prat.*)

TEIGNE *de la tête et de la face.* Cette maladie, qui annonce la présence du miasme psorique, et attaque de prédilection l'âge tendre, contre laquelle les moyens allopathiques sont bien douteux, se guérit par notre système, avec un succès égal aux autres affections dermoïdes chroniques.

TOUX CONVULSIVE, COQUELUCHE. Cette maladie, d'une nature contagieuse et souvent épidémique, choisit de préférence ses victimes parmi les enfans. C'est encore une de ces preuves criantes de la nullité de l'ancienne médecine; car, en effet, malgré les dangers de cette maladie, malgré les nombreuses victimes qu'elle moissonne, existe-t-il quelque chose de moins connu, de plus incertain que le traitement de la coqueluche? Pour l'honneur de l'art, dont on voulait excuser en quelque sorte l'insuffisance, on prétendait que la maladie devait parcourir sa marche, et on lui en a désigné les périodes. (*Stadia.*) Mais, si cela était vrai, pourquoi ces époques qui, dans de certains cas, finissent dans deux ou trois mois, durent-elles un an ou deux dans les autres ? Du reste, les traitements homœopathiques ont démontré la fausseté de cette assertion ; car, aujourd'hui, nous sommes convaincu qu'on peut guérir cette maladie à chaque période, arrêter et couper court sa marche; ainsi un médecin abordera cette maladie avec l'assurance et la certitude de la guérison : les plus prompts succès ne manqueront jamais de couronner ses efforts.

ULCÈRES. En parlant généralement des ulcères, on peut établir comme principe, qu'ils sont toujours le résultat d'un miasme quelconque, caché dans l'organisme; aussi leur pronostic ne diffère-t-il pas des autres maladies chroniques traitées par l'Homœopathie. Nous ajouterons encore cette observation, qu'excepté un pansement simple, ils n'exigent aucune application locale de pommades, d'onguents, etc, et se guérissent par les remèdes pris à l'intérieur avec une promptitude souvent inconcevable. (Voyez *Observ. prat.*)

VARICES. On considère ce mal comme un vice organique, dont la guérison est presque impossible. Maladie désagréable et souvent dangereuse, car, par la rupture des varices on a vu périr une infinité de personnes ; elle est si grave, même aux yeux de l'ancienne médecine, que les individus qui en sont atteints, sont réformés ou dispensés du service militaire ; pourtant les moyens que lui oppose l'ancienne école seraient à peine pardonnables aux chirurgiens qui ont figuré au siège de Troie ; car ces grossiers remèdes se renferment dans l'application topique de quelques astringens, de quelques acides, du vinaigre, de l'eau de Goulard, de l'alun, ou bien les serremens mécaniques par les bandages, et enfin l'excision... Ici, comme partout ailleurs , l'Homœopathie, conséquente dans ses principes, n'admet qu'une disposition générale dont les productions locales, c'est-à-dire les varices, disparaissent nécessairement avec la guérison de la première. Ainsi notre système ne nous a jamais fait défaut dans le traitement des varices ; avec le temps, plus ou moins long, selon la gravité des cas , nous avons vu les guérisons des varices, même chez les personnes qui n'étaient plus dans leur première jeunesse, ou chez ceux dont l'état disposait à l'entretien éternel de la

maladie. Nous croyons superflu de parler ici de varicosités passagères, purement locales, provoquées
par les causes mécaniques , comme par exemple par
la pression d'un bandage herniaire, qui produit
souvent le *varicocèle,* par la grossesse, etc. (Voyez
Observ. prat.)

OBSERVATIONS PRATIQUES.

OBSERVATION Ire.

L'Apoplexie.

Dans la nuit du 19 au 20 septembre 1834, je fus appelé chez Madame Laroche, demeurant à Montmartre, femme âgée à peu près de cinquante ans, brune, ayant perdu ses époques depuis un an, d'une structure de corps très-forte, jouissant d'un embonpoint remarquable. Déjà elle avait été atteinte deux ou trois fois d'attaques d'apoplexie, qui étaient éloignées par force saignées et sangsues, mais laissant toujours une foule de symptômes maladifs dont, parmi les autres, fut celui d'impossibilité de rendre les urines sans le secours de la sonde, accident aussi grave qu'incommode. Arrivant chez la malade, je la trouvai dans la position suivante : étendue dans un fauteuil, la tête penchée sur l'épaule gauche, avec l'absence totale d'idées et de sensibilité, les yeux louches et ternes, la face livide et gonflée, la bouche béante, dont l'angle était tiré vers l'oreille gauche, la langue en dehors, jetant de l'écume, la respiration ronflante et stertoreuse, plus lente que dans l'état normal, entrecoupée de vains efforts convulsifs pour aspirer un peu plus d'air. Le pouls petit, lent, imperceptible; les extrémités d'un froid glacial. Autour de la malade, on voyait les bandages, la cuvette, l'eau chaude et tous les préparatifs pour une saignée. Engagé par les deux fils de la malade, d'une manière positive, à opérer une saignée, je me trouvais dans une position bien difficile; je n'avais plus aucune confiance dans un moyen qui m'a failli tant de fois pendant mon ancienne pratique allopathique (1), et ici surtout les symptômes non équivoques de l'hémiplégie, ne me laissaient pas une grande perspective; de l'autre côté, si les moyens homœopathiques m'eussent manqué, c'était courir le risque d'être accusé de la mort de la malade. Cependant mes convictions l'emportèrent, en me réservant toujours à recourir aux moyens ordinaires, si les médicamens que j'allais administrer ne m'a-

(1) Parmi les autres exemples de l'inefficacité des émissions sanguines contre l'apoplexie dont j'étais témoin oculaire, je pourrais citer celui d'un évêque, homme fort et sanguin, âgé de 67 ans. Malgré que le respectable prélat menait une vie sobre et austère, malgré les cinq saignées pratiquées dans l'espace de dix heures, la mort ne l'enleva pas moins le même jour!

vaient réussi en peu de temps. Dans ce but, j'ai jeté sur la langue de la malade trois globules de la belladonne à la dixième puissance; au bout de trois minutes, la malade poussa un soupir gémissant, semblable à celui des personnes qui ont reçu un coup de poignard, d'épée ou de baïonette (1). Une rotation convulsive de ses yeux, naguère ternes et immobiles, m'annonçait l'action du médicament; en effet, cinq minutes après, la malade leva la tête et commença à balbutier quelques paroles, d'abord inintelligibles, puis plus claires; l'amélioration allait graduellement : au bout de huit minutes, la malade demanda à se lever de son fauteuil et à faire quelques pas dans la chambre, ce qu'elle exécuta, soutenue par ses fils. Une demi-heure après mon arrivée, elle était déjà hors de tout danger; cependant, ne voulant pas consentir à mon éloignement, de crainte d'une nouvelle attaque, je n'ai pu me retirer qu'après l'avoir assurée que non-seulement elle n'avait rien à craindre pour quelques heures, mais encore pour plusieurs semaines.

(1) Le gémissement que poussent les gens percés d'un coup de poignard ou d'épée, est d'abord fort et éclatant, puis il s'éteint graduellement par un son si remarquable et tellement sinistre, que l'ayant entendu une fois on ne l'oublie jamais ; quelques artistes dramatiques l'imitent parfaitement.

Le 20 *septembre, le matin.* La malade se trouve dans un bon état, debout et habillée; elle s'occupe de son ménage; sa figure est calme et normale, ses paroles faciles et distinctes ; elle n'éprouve que la difficulté d'uriner, mal qui a devancé la dernire; attaque. Nux X°°.

25 *septembre.* État de la malade, satisfaisant; les selles faciles et abondantes, plusieurs fois par jour, sans diarrhée, urines copieuses; rendues avec plus de facilité.

5 *octobre.* Visite. Un léger vertige avec céphalalgie et nausée, étranglement, brûlure à l'urètre. Sep. X°°.

15 *octobre.* Grande amélioration, urines facilement rendues et abondantes; la tête entièrement dégagée.

28 *octobre.* Une pleine convalescence.

Une autre dame, âgée à-peu-près de 6o ans, ayant la corpulence assez développée, fut atteinte de cette espèce d'apoplexie que les auteurs appèlent *apoplexia exquisita.* Les symptômes étaient alarmans, et un médecin allopathe, témoin oculaire de cet accident, jugea une saignée indispensable, ou du moins les applications réitérées et copieuses de sangsues *ad anus,* et les fortes purgations avec l'eau de sedliltz , ne répondant pas, dans le cas contraire, de l'existence de cette personne ; cependant, en dépit de ses craintes, la malade fut amplement rétablie au bout de quelques jours par une dose d'acônit X° de nux X° et d'opium X°.

Ces exemples sont d'autant plus remarquables, si nous nous rappelons ces paroles d'Hippocrate : « *Solvere apoplexiam vehementem quidem impossibile... debilem vero non facile* » (*Aphorismus* 42.)

OBSERVATION II.

Hydropisie purulente d'ovaire.

Madame Adélaide Mousseron, mariée Milson, demeurant à Paris rue Saintonge, n° 10 (1), âgée de 37 ans, teint brun, cheveux noirs, tempérament bilieux, jadis ayant eu la gale, d'une constitution assez forte, mais exténuée par la maladie, sujette aux vertiges et congestions de sang à la tête, principalement le matin et le soir, avec nausée après les repas, avec anorexie habituellement constipée, ayant ses règles supprimées depuis plusieurs mois, *antéversion utérine, oblique*, vers le côté gauche, le col retourné vers le sacrum, rendant par le vagin des matières glaireuses, ichoreuses; le côté droit de la région de l'ovaire offrait une tumeur prononcée, tendue, avec les signes non équivoques de la fluctuation; respiration courte et gênée, fatigue des membres, sommeil agité et inquiétude morale. *Le* 16 *août* 1834, *sulph.* X°°,

25 *août.* — Effets évidens et caractéristiques du médicament, aggravation prononcée de tous les symptômes.

5 *septembre.* — Amélioration; les régles sup-

(1) Actuellement à la barrière Ménilmontant, boulevard des Amandiers, ruelle des Pâles-Noyaux, n. 10.

primées depuis long-temps reviennent copieuse-
ment; les selles libres et normales, les urines
augmentées.

20 *septembre*, *nux X°°°*. — La malade se trouve
dans une amélioration étonnante; la tumeur diminue sensiblement; elle se croit guérie et part
pour la campagne : je la perds de vue. Cependant,
dans l'intervalle de plusieurs mois, son état s'empire,
elle revient à Paris précisément dans la même position où elle était avant le traitement homœopathique. Ne croyant pas à la possibilité de guérison
par l'Homœopathie, ou soit par d'autres motifs,
elle entre dans un hospice public; là, après
un séjour de quelque temps, livrée à ces moyens
nuls qui seraient ridicules, s'ils n'étaient pas
funestes par la perte du temps, ces ressources que
l'ancienne médecine possède en si grande quantité et qu'elle emploie si fréquemment, surtout dans
les hospices (1), la malade fut réduite à une telle
extrémité qu'il ne lui restait autre espoir que
la mort; en effet, on la renvoya de l'hôpital
d'une manière peu humaine, sans se donner la
peine de lui dissimuler tout ce que sa position
avait d'accablant. On lui a dit simplement qu'il

(1) Par exemple, toutes ces tisanes dites adoucissantes ou rafraîchissantes, certains cataplasmes, etc.

16

fallait mourir ; rapportée dans son domicile, elle attendait avec angoisse l'accomplissement de l'impitoyable arrêt des hommes de l'art. Se rappelant alors du bien que jadis elle obtint de l'Homœopathie, elle risqua encore la dernière tentative. On me demanda *le 25 juin* 1835. J'ai trouvé la malade méconnaissable ; elle éprouvait une céphalalgie battante avec des nausées, ses yeux étaient ternes et troublés ; sa figure, jaune et terreuse, portait l'expression hyppocratique : la bouche sèche et noirâtre, avec une soif inextinguible ; anxiété précordiale ; le ventre gros et tendu *ad summum*, tranchées, diarrhée brune, verdâtre, exténuante, involontaire, elle rendait par le vagin une humeur âcre et transparente ; une toux sèche avec suffocation, palpitation du cœur ; les membres, exténués, refusaient tout mouvement volontaire ; la peau jaune, sèche et âpre ; la prostration de forces extrême, insomnie de puis quelques semaines, etc. Malgré toute ma confiance en l'Homœopathie, j'avoue que l'espoir de guérison me paraissait physiquement impossible. Comme le devoir de notre mission ne se termine pas avec les efforts pour rendre la santé, mais que, dans les cas désespérés, il nous impose encore d'adoucir plutôt les derniers instants, de consoler et soulager le malade, je lui ai administré *métal al-*

bum X°°° dans un demi-verre d'eau pure, une cuillerée toutes les trois heures ; ce médicament me paraissait parfaitement homœopathique avec les symptôme présens; un peu de bouillon pour nourriture, pour boisson de l'eau sucrée. Au bout de quelques jours, on m'avertit que la malade se trouvait mieux. Ne pouvant pas croire à un pareil rapport, je me rendis aussitôt auprès d'elle; en effet, l'amélioration était évidente : ayant rendu une quantité immense de matières ichoreuses et purulentes par la matrice, dès le lendemain de l'administration du médicament, le volume de son ventre diminua de moitié, la diarrhée colliquative cessa, les urines devinrent abondantes, la respiration plus dégagée; une légère moiteur ranima un peu sa peau desséchée.

Le 15 juillet, aucun nouveau médicament ; cependant cet état restant presque stationnaire avec les douleurs au sacrum comme celles d'enfantement, crampes du bas-ventre, selles blanches un peu difficiles, irritations hémorroïdales, *pulsat.* X°°°.

1er *août.* — Les règles, supprimées depuis plusieurs mois, arrivent en abondance, preuve que la matrice, dégagée de l'empêchement mécanique par la tumeur de l'ovaire, commençait à fonctionner; le volume du ventre diminue sensiblement ; le teint un peu plus clair.

14 août. — Les digestions lentes, l'estomac peut à peine supporter quelques alimens ; tranchées du bas-ventre, douleur à la région du foie, l'écoulement du vagin s'arrête, dureté et tension dans la région de l'ovaire, *merc. sol.* X^{ooo}.

2 septembre. — Pendant plusieurs jours consécutifs, après la prise du médicament, l'écoulement d'ichœur reprend son cours, le volume de son ventre redevient normal, l'appétit et les forces digestives inconcevables, son teint s'anime à vue d'œil, ses forces augmentent de jour en jour. La malade se lève de son lit et commence à s'occuper de son ménage ; plus tard, une dose de *sulph.* X^{ooo} achève sa guérison ; au bout d'un mois, cette personne n'est plus à reconnaître : la vigueur, la fraîcheur et l'embonpoint reviennent, et aujour- elle jouit d'une santé florissante.

OBSERVATION III.

Choléra-morbus.

Michel Louis, ouvrier en plâtre, demeurant à la chaussée de Clignancourt, rue Saint-André, n° 8, âgé de 34 ans, le 31 juillet 1834, de grand matin, fut atteint d'un violent accès de *choléra-morbus*. Appelé aussitôt, j'ai trouvé le malade dans un état vraiment alarmant; les symtômes qui accompagnaient son mal étaient : vertiges continuels, jusqu'à la défaillance, mal de tête avec battement et déchirement, bruit des oreilles; la figure, livide et défaite, portait l'expression caractéristique que cette terrible maladie imprime dès son début ; les lèvres noires et gercées, renvois continuels, le vomissement de bile foncée toutes les cinq à six secondes, avec des coliques et maux de ventre déchirans; selles tantôt blanchâtres, tantôt vertes, rendues plusieurs fois dans une minute avec une douleur lancinante au rectum, engourdissement des membres qui fléchissent à chaque effort pour se lever, spasme tonique aux molets, (autrement dit crampe), la peau sèche, parsemée de taches livides, anxiété morale et découragement.

Outre l'analogie frappante des symptômes maladifs avec ceux du médicament, le chagrin, qui accompagna le début de la maladie et qui peut-être contribua à son invasion comme une influence prédisposante, me décidèrent pour la *chammom VIII°°°°°* dissoute dans un demi-verre d'eau distillée, dont le malade prit une cuillerée à café toutes les cinq minutes.

Deux heures après ce procédé, les vomissemens cessent, l'état du malade s'améliore visiblement: les selles ont plus de consistance, rendues à peine deux fois dans une heure; mais il éprouve une faim insupportable; suspension du médicament, et toutes les deux heures une tasse de bouillon.

Six heures plus tard l'amélioration est telle, qu'il n'existe plus le moindre danger pour son état, ni besoin d'administrer aucun nouveau médicament.

Le soir, son pouls s'élève, une légère moiteur couvre sa peau, ses forces reviennent avec tous les signes de convalescence.

La nuit, passée dans un sommeil tranquille, réparateur, achève son rétablissement, et le lendemain, à 6 heures du matin, en visitant le malade, je l'ai trouvé debout, tout habillé et se préparant à aller à son travail.

OBSERVATION IV.

Madame Blanc, demeurant rue Saint-Honoré, Hôtel d'Aligre, âgée de 60 ans, malade depuis plusieurs années, ayant eu la gale dans son enfance, était incommodée des symptômes maladifs suivans : mal de tête, avec déchirement et sensation du vide qui s'aggravait le soir, et, après avoir mangé, étourdissement comme à la suite d'ivresse, sensibilité du cuir chevelu, surdité, la malade entend difficilement les paroles ; écoulement de pus par les oreilles, douleur et sensibilité des parties environnantes, éruption démangeante, sensation d'excoriation à la gorge, pâleur plâtrée de la face, goût putride de la bouche, la langue couverte et brûlée, perte totale de l'appétit, fréquens hoquets et renvois, pression à l'épigastre, flatuosités, coliques venteuses, parfois crampes du bas-ventre, avec tension et sensibilité des tégumens, constipation la plus opiniâtre, hémorhoïdes aveugles; leucorrhée âcre, brulante, depuis des années ; coryza chronique, la voix cassée et enrouée, difficulté de la respiration avec serrement de poitrine, tremblottement anxieux du cœur, douleur au dos, principalement dans le sacrum, pesanteur et courbature des extrémités, insomnies continuelles, humeur chagrine, timidité.

Voilà l'état de la malade, quand elle se présenta pour chercher du soulagement dans l'Homœopathie *le* 15 *décembre* 1834. Le choix du médicament ne m'était pas difficile; on devinera qu'aucune autre substance que la *pulsatille* ne pouvait offrir une analogie plus frappante avec les symptômes; ainsi, en recommandant le régime ordinaire, nous avons donné trois globules de cette substance à la trentième dynamisation. Pendant les trois premiers jours, le médicament paraissait produire une légère aggravation; les hémorrhoïdes se sont ouvertes, mais quelques jours plus tard les symptômes maladifs se calmèrent : l'ouïe redevint normale; l'écoulement d'oreille diminua beaucoup, l'appétit commença à se faire sentir, les fonctions digestives s'améliorèrent, les garde-robes étaient journalières; en un mot, les progrès furent tels, qu'au bout de 20 jours, à peine restait-il quelques traces de ses anciennes souffrances.

Le 6 *janvier* 1835, la malade a ressenti la pesanteur de l'occiput, quelques légers symptômes d'hémiopie, absence de l'odorat, bruit des oreilles avec un petit suintement, flatuosités, démangeaison aux parties, sommeil avec des rêves. Ces circonstances réunies nous ont décidé pour *na-trum muriaticum X°°* qui, dans quelques jours détermina la guérison complète, et depuis, cette personne jouit d'une parfaite santé. Uu peu d'embonpoint et la fraîcheur de son teint l'ont rendue presque méconnaissable. Cette cure, si rapide et si étonnante, mérite de tenir une place dans les fastes de la médecine, et j'avoue que, quoique déjà habitué à voir les prodiges de l'Homœopathie, je ne pouvais pas revenir de ma surprise.

Le 8 juin 1836, cette même personne se présenta chez moi, pour chercher du secours contre un *rhumatisme aigu* et très-violent du bras droit, dont elle était atteinte déjà depuis deux semaines à la suite d'un réfroidissement. Et encore cette fois-ci, l'efficacité de l'Homœopathie ne s'est point démentie, car une dose d'*antimoine cru* à la trentième dilution, la délivra de ses souffrances au bout de deux jours.

OBSERVATION V.

Hernie inguinale.

Antoine Perret, domestique à la maison de santé à Montmartre, âgé de 40 ans, d'une constitution assez robuste, ayant eu la gale dans sa jeunesse, fut atteint, par suite d'un effort, d'une hernie inguinale gauche ; le mal durait depuis dix-huit mois et obligeait le malade de porter un bandage herniaire ; cependant l'anneau inguinal s'irritait souvent, tantôt par la pression du bandage, tantôt par les efforts du travail ; son état causait parfois des douleurs vives et lancinantes, et menaçait souvent de l'incarcération. Le malade étant témoin oculaire de plusieurs cures surprenantes faites par l'Homœopathie, s'adressa à moi *le* 19 *juillet* 1834. Le tempérament bilieux, sanguin, du malade, l'aggravation des symptômes par le mouvement et l'attouchement, la vivacité des sensations, surtout le matin et après le repas, me décidèrent à débuter par *Nux* X°°°.

20 *juillet.* — Grande sensibilité de l'anneau abdominal avec tendance à une descente, selles copieuses, diarrhéiques, rendues plusieurs fois par jour.

22 *juillet*. — Malgré la pression du bandage, l'hernie descend jusqu'au scrotum, son volume est presque triple, comparativement au passé; le malade ne peut plus travailler.

23 *juillet*. — Diminution sensible, le malade peut se lever.

24 *juillet*. — Disparition complète de l'hernie; d'après mon conseil, le malade cesse de porter le bandage, il reprend ses travaux, fait des efforts, le mal ne revient plus. Une semaine plus tard, je lui administre quelques globules du *lycop.* X, par précaution comme antipsorique. Quelques médecins allopathes, témoins de cette cure remarquable, pour en atténuer le mérite, me citaient des guérisons spontanées; mais pourquoi cette spontanéité arrivée justement avec l'administration de *nux* ce qu'ils ne pouvaient pas m'expliquer.

Je vis le malade pendant une année, et sa guérison fut complète; j'ai même des nouvelles récentes de sa santé qui continue d'être parfaite.

OBSERVATION VI.

Ulcère au col de la matrice.

1. Madame C..., agée de 28 ans, brune, fortement constituée, mère d'un enfant mort, depuis trois ans était sujette à des souffrances dont le caractère indiquait l'affection du système utérin. Au commencement de sa maladie, elle consultait les médecins qui, de préférence, à titre de spécialité, usurpent les traitemens de ce genre de maladies, et qui cependant ici, comme dans une foule d'autres cas semblables, n'ont pu justifier leur prétention. L'état de la malade s'aggravait tous les jours : la maladie, reconnue et déclarée pour *un ulcère du col de l'utérus*, fut traitée selon l'usage, c'est-à-dire, par un régime que l'on suppose convenable, par les tisanes dites adoucissantes, par les injections, les moyens antiphlogistiques, enfin par la *cautérisation*. Cette grande ressource, appliquée tous les huit jours depuis deux ans, sans succès, démontrait la nullité des moyens grossièrement conçus par un art soit-disant rationnel. Au surplus, on a recommandé à

Mme C..... de garder la position horizontale, d'être toujours couchée sur le dos; ce moyen, employé par les spécialistes, dont on ne peut pas assez flétrir l'abus, est aussi nul dans ses résultats que nuisible à la guérison, et souvent impossible dans l'application. Étant dans cette position horizontale depuis dix mois, sans aucun soulagement ni espoir, la malade songea à essayer de l'Homœopathie. Appelé le 29 décembre 1836, j'ai trouvé chez madame C... les symptômes suivans : céphalalgie avec embarras dans la tête, le matin, sensibilité du cuir chevelu à l'attouchement, photophobie, face rouge et gonflée, fréquente stomacacée, goût altéré de la bouche, renvois amers, parfois nausée, contraction crampoïde de l'estomac, flatuosités fréquentes, selles dures et pénibles, disposition hémorroïdale, fréquentes envies d'uriner, la menstruation irrégulière accompagnée de colliques, le bas-ventre douloureux, le col de la matrice sensible à l'attouchement, tiré vers *le sacrum* à la suite d'une légère antéversion. Examiné à l'aide *du speculum, collum uteri*, il offrait des ulcérations larges et profondes, *le labium posterior* de la matrice était détruit soit par l'ulcération, soit par l'usage des caustiques, un écoulement âcre, ichoreux, de violentes douleurs au sacrum, pesanteur et faiblesse des extrémités inférieures , répugnance de mouvement, affaisse-ment général et prompte fatigue, sommeil diminué et plein de rêves, agitation nerveuse, anxiété, emportement facile. La malade annonçait, au sur-plus, le vice psorique, non sans probabilité d'un autre miasme.

Il est facile de concevoir que l'état de la malade était trop alarmant pour laisser un augure bien favorable, et si on pouvait entrevoir des chances favorables pour sa future guérison, il était diffi-cile de se dissimuler toutes les difficultés qu'elle présentait. Du reste, cette personne ayant déjà employé sans succès tous les autres moyens pos-sibles, pouvait bien tenter le seul qui lui laissât quelque espoir. Nous avons commencé le traitement par l'administration de nux X°°, qui, outre l'analo-gie, les symptômes essentiels, convenait surtout par cette considération, que le mouvement, l'attouche-ment, le grand air, aggravaient les symptômes maladifs qui, au contraire, se calmaient dans le repos.

Huit jours après, en visitant la malade, je fus agréablement surpris du changement qui s'était opéré dans sa santé. Une foule de symptômes acces-soires ont disparu, et, parmi les principaux, celui dont madame C... se plaignait le plus vivement, la douleur au dos et aux reins avait diminué de moitié ; les selles étaient devenues journalières et abondantes, le sommeil s'était amélioré , l'état nerveux devenu plus calme ; voilà le résultat obtenu dans l'espace de huit jours. Dès-lors je conçus un pronostic plus favorable, et je ne me suis point trompé.

Le 17 janvier 1837, l'amélioration était bien plus prononcée : les douleurs au sacrum étaient disparues entièrement, la malade commençait à se lever, et pouvait rester quelques heures debout, sans fatigue. L'aspect de l'ulcère était meilleur, la quantité et la qualité de matière rendue par le vagin plus satisfaisante , employant alors tour-à-tour, et selon les circonstances, *Sepia* X^{oo}. *Pulsat.* X^{oo}. *Secale* X^{oo}. *Acid. Phosph.* X^{oo}. *Bellad.* X^{oo} , les progrès étaient si rapides, qu'au bout de six semaines, la malade a pu s'occuper de ses affaires domestiques, et au bout de deux mois , à peine existait-il quelque trace d'ulcération, et aucun des symptômes maladifs qui la tourmentaient auparavant ne se manifestèrent plus. Mais croira-t-on que cette cure, si belle, si rapide, qui aurait produit la plus grande satisfaction, qui eût inspiré la confiance chez toute autre personne, produisit un résultat tout opposé chez la malade en question. Soumise à l'influence des autres, elle s'imagina que cette guérison si rapide pourrait être préjudiciable à sa santé, et crut convenable de se soumettre à l'examen d'un autre médecin, mais celui-ci la trouva complètement guérie. Après avoir pris encore quelques médicamens, la malade se trouvant parfaitement bien, a cessé le traitement, et depuis ce temps elle jouit d'une parfaite santé.

II. Une autre observation remarquable, dans une foule de guérisons opérées par l'*Homœopathie* est celle de madame G..., âgée de 29 ans, brune, assez bien constituée : elle était affligée de l'ulcération du col de la matrice, depuis quatre ans. Consultant un médecin en vogue, qui s'occupe spécialement de cette maladie, elle fut également cautérisée et traitée selon toutes les règles de l'art, si bien qu'enfin, se trouvant dans une position déplorable, elle vint implorer le secours de l'*Homœopathie*, et, malgré les progrès que le mal avait déjà faits, je fus assez heureux de voir que son rétablissement fut complet au bout de quelques mois.

Nous pourrions bien citer un grand nombre de guérisons de ce genre, même nommer les personnes, s'il était nécessaire et convenable. Cependant, nous déclarons en conscience, que parmi un grand nombre de personnes considérées comme atteintes de l'ulcération de la matrice, et sou-

mises à nos soins, une bonne partie n'était pas
réellement atteinte de ce mal redoutable, (comme
certains de nos confrères se plaisaient à le voir).
Parmi les malades dont l'ulcération était incontestable, beaucoup devaient le progrès de leur mal à la
cautérisation mal-à-propos administrée. Existe-t-il
quelque chose de moins rationnel, que de prétendre
détruire par une opération locale un vice qui, la plupart du temps, n'est qu'un symptôme d'une disposition générale ?

OBSERVATION VII.

Claudication à la suite d'un coup.

Madame Terre, demeurant rue de la Vieille-Monnaie, n° 13, âgée de trente-quatre ans, brune, assez robuste, ayant éprouvé depuis quelque temps une diminution sensible dans la quantité de ses règles, *(le* 30 *juin* 1835) vint me consulter pour un mal au genou gauche qui la tourmentait depuis deux ans : ce mal provenait d'une chute qui, selon la relation de la malade, détermina d'abord une luxation avec le gonflement inflammatoire de l'articulation et la fièvre ; ces symptômes furent assoupis par les saignées et les applications réitérées de sangsues, cataplasmes, et enfin de vésicatoires. Pendant ce traitement, obligée de garder le lit plus de quatre mois, elle recommença, enfin, à faire usage de ses membres. Cependant, une douleur qui se manifestait à chaque mouvement, l'enflure qui ne se dissipait jamais, une légère contracture, ne lui permettaient pas de marcher sans claudication; et, malgré l'espoir donné par son médecin, d'être débarrassée avec le temps de cette incommodité, son mal, après une durée de deux ans, paraissait, au contraire, prendre un caractère de gravité. Alors, après l'emploi inutile des bains aromatiques, des douches et des frictions, elle se confia à l'*Homœopathie*; les circonstances et les symptômes présens m'ont décidé pour la *pulsatille X°°*. Cette substance, en peu de jours, a produit une grande amélioration, le gonflement se dissipa et la marche devint plus facile, *l'arnica IV°°* et la *bryones X°°*, employées à temps et à propos, enlevèrent le reste des symptômes maladifs, si bien, qu'au bout de deux mois de traitement la malade fut complètement guérie.

OBSERVATION VIII.

Phtisie pulmonaire.

M. J. Lumière, garçon de magasin, rue de Grenelle-St.-Honoré, n° 16, âgé de trente-deux ans, atteint de la psore dans l'enfance, fut depuis longtemps incommodé par les symptômes maladifs dont, entre autres, étaient fréquens les maux de tête, constipation, digestion pénible, une toux sèche, qui le tourmentait jour et nuit; plus tard, il éprouva des élancemens dans la poitrine, suivis de crachats puriformes et sanguinolens, la respiration courte et gênée, non-seulement pendant la marche, mais aussi il lui survenait pendant la nuit des accès d'étouffement comme asthmatiques, de fortes palpitations, impossibilité de se coucher sur le côté gauche, sommeil diminué, anxieux, avec des sueurs débilitantes, accès de fièvre le soir, enfin tous les symptômes d'une supuration pulmonaire.

On conçoit toute la gravité d'une pareille position, et, certes, l'espoir de guérir ce malade était bien douteux : quelques exemples de cures obtenues dans cette triste maladie m'encourageaient, et heureusement, cette fois-ci encore, mes efforts ne furent pas inutiles, car le malade fut complètement guéri dans

l'espace de trois mois. Il serait trop-long d'énumérer
toutes les circonstances qui m'ont décidé pour le choix
de tel ou tel autre médicament, il suffira de dire que,
dans le cours du traitement, les substances employées
étaient : *aconit*, *nux*, *bellad*, *métal. album*, *bryone* et
soufre, toutes à la **X°°**.

Depuis cette époque, nous comptons plusieurs
cures mémorables, obtenues dans de graves maladies
des poumons avec une suppuration évidente, et
parfois bien avancée. Entre autre, un exemple récent est celui de monsieur T... qui, âgé de trente-
quatre ans, atteint de la gale dans l'enfance, à la suite
d'un rhume négligé, éprouva tous les symptômes de
la phtisie. Après les tentatives infructueuses de l'ancienne médecine, il chercha du salut dans l'*Homœopathie*. L'administration du *soufre* à la **X°°** aggrava
tous les symptômes, la fièvre et le crachement de
sang augmentèrent ; mais, quinze jours après, une
éruption, ou plutôt la *véritable gale*, éclata sur ses
mains, ses bras et ses jambes, et tous les symptômes
de la phtisie disparurent complètement.

OBSERVATION IX.

La danse de St. Guy (choréa St. Viti).

Mademoiselle L. D. âgée de quinze ans, d'une disposition scrophuleuse, n'ayant pas encore ses règles, depuis long-temps éprouvait des douleurs de tête, avec pesanteur et vertige, surtout le soir, des élancemens aux tempes, inadvertence, trouble et obscurcissement de la vue, les yeux ternes, la dureté de l'ouïe, avec le bourdonnement de l'oreille gauche, irritation chronique et rougeur du méate auditoire extérieur, l'écoulement de matière jaune, parfois mêlée de sang par l'oreille, fréquens maux de gorge avec douleur d'excoriation en avalant, gonflement des amygdales qui gênent la déglutition : (on a déjà conseillé contre ce mal l'extirpation, qui, sans l'*Homœopathie,* serait inévitable), diminution du goût pour les alimens, fréquent dérangement de l'estomac avec pression et coliques du ventre, éxonérations difficiles, fréquent coryza, odorat peu sensible, la respiration gênée, les mouvemens convulsifs en soubressaut de la main et du pied gauches, depuis l'enfance, avec contraction spasmodique des muscles de la figure, du même côté ; ces attaques arrivaient deux ou trois fois dans une minute, et empêchaient la malade de tenir quelque chose, car tout s'échappait de ses mains; dans cet état, il ne lui était pas possible de s'occuper d'aucun travail manuel; sommeil agité, susceptibilité nerveuse.

Pour peu qu'on fût homœopathe, le choix du médicament n'était guère douteux; les symptômes caractéristiques s'accordaient parfaitement avec *la pulsatille;* en effet, quelques globules de cette substance à la Xe, dissous dans un peu d'eau, furent donnés à la malade par cuillerée le matin et le soir (le 13 décembre 1835).

Au bout d'une dixaine de jours, le médicament produisit déjà une amélioration sensible; ainsi les douleurs de tête et les vertiges cessèrent, le bourdonnement de l'oreille disparut, et l'écoulement diminua au point que la malade s'en apercevait à peine : les mouvemens convulsifs des membres étaient moins fréquens. L'action du médicament s'épuisait, nous crûmes convenable de le répéter encore; au bout d'une semaine, l'amélioration fut encore plus sensible; l'emploi *d'assa fetida,* de la *belladone ,* etc., fit disparaître l'écoulement de l'oreille, et diminua de deux tiers le gonflement des amygdales; mais, quoique l'état de la maladie fût satisfaisant, quoique les mouvemens convulsifs fussent modérés, néanmoins, ils se manifestaient encore de temps à autre.

Cette faiblesse, cette langueur des parties affectées, ce manque de chaleur naturelle qui accusait, en quelque sorte, une répartition inégale des fluides vitaux, me décidèrent à invoquer le secours de cette puissance incompréhensible, inexprimable, dont il est permis à l'homme de reproduire les phénomènes pour le bien de ses semblables. On devine que je parle du magnétisme (1). Ainsi, ayant tenté quelques passes à grands courans, pendant quatorze minutes, l'effet

(1) Malgré la sotte arrogance et les prétentions exagérées de quelques charlatans, malgré l'incrédulité de certains corps savans, *le magnétisme* comme un phénomène naturel, existe, et ne cesse pas de se reproduire tous les jours pour tous ceux qui veulent l'étudier, et qui, à force d'être savans et érudits, n'ont pas renoncé à se servir de leur intelligence. Il agit, non seulement sur les hommes, mais encore sur les animaux, et peut se communiquer même aux substances inertes. C'est peut-être un grand lien mystérieux de la nature qui unit et fond en masse les êtres vivans ! C'est lui qui peut expliquer ces sympathies et ces antipathies inconcevables, ces pressentimens qui rarement nous trompent. C'est le magnétisme qui communique l'énergie et le découragement des individus aux masses entières. L'homme, par sa supériorité physique et morale, par la puissance de sa volonté, jouit au plus haut degré de la faculté magnétique, et son influence sur les autres et surtout sur les animaux est incontestable. Qu'est-ce qui désarme la férocité des lions et des tigres du fameux Martin ? c'est la puissance magnétique du regard. Nous avons vu des maréchaux-ferrans, en Hongrie, employer cette ressource pour les chevaux les plus indomptables, et plus d'une fois, nous l'avons employé nous-même avec succès, dans des cas pareils.

fut des plus satisfaisans : les mouvemens convulsifs se
calmaient à vue-d'œil, chaque passe paraissait produire plus de calme, de manière que, sans endormir
la malade, seulement par les passes, j'interdisais, en
quelque sorte, les mouvemens convulsifs : en répétant
ce procédé tous les six jours et soutenant leur effet
par la puissance des médicamens homœopathiques,
(sans lesquels l'action du magnétisme ne serait que
transitoire), je parvins à débarrasser la jeune malade
de tous ces accidens désagréables, au point qu'elle
put bientôt, non-seulement tenir dans ses mains
des objets un peu plus volumineux, mais s'occuper
des travaux de son sexe. Bientôt sa première époque
arriva heureusement; son teint commença à s'animer
et tous les autres signes indiquaient l'efficacité du traitement. Je croyais encore la continuation de nos médicamens utile, à l'effet de faire disparaître le reste
de sa diathèse; mais ils est difficile de prouver aux
malades la nécessité du traitement quand les symptômes maladifs ne les frappent plus; ainsi nous avons
cessé le traitement. Néanmoins, la santé de cette
jeune personne continue à être satisfaisante.

OBSERVATION X.

Aliénation mentale.

Mademoiselle Adèle Failly, demeurant rue Mazarine 4, âgée de vingt-un ans, fille d'une mère jadis affectée de la psore, douée d'une constitution forte et robuste, tempérament sanguin, éprouvait depuis long-temps différens symptômes maladifs qui paraissaient avoir le siège dans la tête et portaient atteinte à ses facultés intellectuelles. Ces souffrances, qui duraient depuis cinq ans, étaient d'autant plus cruelles, que la malade n'était pas privée de jugement, et, dans les momens lucides, elle mesurait avec effroi son triste avenir dans l'âge plein de vie et d'espérance. En vain invoqua-t-elle du secours de plusieurs hommes de l'art, aucune amélioration, aucun résultat favorable ne fut obtenu dans un si long espace de temps; les médecins, qui ne pouvaient être plus puissans que la médecine, faisaient subir à la malade plusieurs traitemens plus ou moins rationnels, plus ou moins *originaux.* Je passe sous silence les saignées, les sangsues, les vésicatoires, les sétons, les purgatifs, *cela est de rigueur,* mais il faut citer les curieux conseils d'un médecin de l'ancienne médecine, assez avantageusement connu, qui

ordonna de *contrarier continuellement la malade !!!* Ce
conseil, ou plutôt cet *expédient* serait ridicule, s'il
n'était pas cruel ; aussi, grâce à ce régime du savant
académicien, la malade fut exaspérée au dernier
point, et ses idées se portèrent même vers le suicide,
quand enfin une honorable dame, qui s'intéressait
au sort de cette personne, me la confia pour essayer
de l'*Homœopathie*. Examinée le 1er novembre 1836,
son état présentait les symptômes suivans : maux
de tête avec congestion continuelle, vertiges, étourdissement, sensation du vide dans la tête, interrup-
tion des idées, absence même totale, incohérence,
et perte de la mémoire, au point qu'en lisant une
phrase, avant de l'achever, elle en avait déjà oublié le
commencement ; découragement, indifférence pour
ses proches, et, dans les moments où ses idées s'em-
brouillaient, il lui semblait que tout le monde autour d'elle divaguait et déraisonnait ; face boursou-
flée, parole précipitée, perte du goût des alimens,
appétit variable, constipation opiniâtre, menstruation irrégulière diminuée et enfin supprimée, la
respiration parfois gênée, palpitations ; pouls dur,
plein, irrégulier ; sommeil agité et plein de rêves,
dégoût de la vie, idées de suicide. Nous avons dé-
buté par une dose *d'aconit VI°°*, et puis *belladonne
X°°*, à laquelle la plupart des symptômes corres-

pondaient. En effet, l'esprit de la malade, quelques jours après l'emploi de ces médicamens, avait déjà subi une modification considérable : à ces substances succédèrent *veratrum* VI^{oo}, qui a combattu la constipation, et puis *sulphur* X^{oo}. Alors un changement incroyable s'opéra dans l'état de la malade : les règles supprimées arrivèrent en abondance, les idées plus suivies et la mémoire plus vigoureuse. Après l'emploi du *natrum muriat* X^{oo}, *anacard.* IV^{oo} *et sépia* X^{oo}, la malade, recouvrant son état normal, avait des idées suivies et pouvait lire des livres. Elle devint tendre et affectueuse ; le dégoût de la vie se changea en instinct de conservation, au point qu'on a vu la malade, naguère si apathique et si indifférente, se sauver avec précaution, en traversant les rues, de peur d'être écrasée par les voitures. Enfin, le 19 janvier 1837, l'état de la malade ne laissait rien à désirer ; nous avons cessé le traitement.

Nous avons eu des nouvelles récentes de cette personne, et nous avons appris que l'état de sa santé continuait d'être satisfaisant.

OBSERVATION XI.

Epilepsie (1).

Mademoiselle Eulalie Barot, demeurant rue Aubry-le-Boucher, n. 27, agée de 26 ans, brune, était depuis l'enfance sujette à des accès épileptiques qui, d'abord rares, inaperçus, augmentaient leur intensité et leur fréquence à mesure que la malade avançait en âge. Les conseils des médecins distingués et les avis des charlatans et des commères, n'eurent pas plus de succès. Enfin, on attendait l'âge de la puberté et le changement favorable que cette époque devait produire; mais elle se fit attendre long-temps, et, malgré la constitution assez pléthorique de la malade, la menstruation n'arriva qu'à dix-neuf ans, faible et incomplète, n'apportant d'autre changement dans son état, que celui de rendre les accès plus fréquens. Ainsi les années s'écoulèrent, et cette cruelle maladie formait obstacle pour contracter le mariage, malgré les propositions qui se présentaient.

---

(1) Bien que nous ayons une foule de cas épileptiques qui peuvent se considérer comme entièrement guéris, sachant que cette terrible maladie suspend quelquefois ses attaques pendant un et deux ans, et revient ensuite, nous nous abstenons de les citer en ne reproduisant ici que des cures extraordinaires, frappantes, incontestables, que les années ont confirmées.

Enfin, ayant vu quelques cures remarquables opérées par l'*Homœopathie*, ses parens se décidèrent à tenter le nouveau système. *Le 17 septembre 1834*, on m'amena cette personne. Les paroxismes de sa maladie venaient alors tous les cinq à six jours, leur durée était d'une demi-heure, et souvent cela se répétait trois ou quatre fois dans la même journée, avec de l'écume à la bouche, grincement de dents, perte totale de connaissance et un mouvement convulsif des membres. Aucun symtôme prodromatique n'annonçait le paroxisme, mais après l'attaque, la malade éprouvait des élancemens à la tête, au vertex, malaise, nausée avec l'eau à la bouche, douleur de l'épigastre, forte constipation, excrétion de l'urine avec ardeur, dépôt du sédiment dans l'urine, flueurs blanches, serrement de poitrine, palpitations, lassitude des membres, sueurs abondantes, somnolence ; sommeil d'habitude inquiet, et plein de rêves ; ces symptômes tantôt cessaient au bout de quelques jours, tantôt ne discontinuaient pas. Sous le rapport moral, elle éprouvait de la tristesse, pleurs, désespoir, etc. Quoique l'*Homœopathie* offre souvent un succès complet dans ce genre des maladies, le cas qui se présentait, datant presque de naissance, exigeait beaucoup de circonspection dans le pronostic. Aussi ai-je entrepris ce traitement comme une tentative, pour ainsi dire aux risques et périls de la malade. Après l'administration de la belladonne X°°, elle éprouva une attaque violente qui dura pendant deux heures (chose insolite chez elle); depuis cette époque, le retour des paroxismes fut suspendu pendant cinq semaines; dans cet intervalle, beaucoup de symptômes gênans disparurent. Les règles vinrent en abondance : au bout de ce temps, il survint un faible paroxisme, qui n'a duré que quelques instans sans que la malade perdît connaissance. L'emploi successif *des Ignat.* ·X°°, *Calcar X°°, Sulph. X°°, Sécale Cuprum X°°, Caustic X°°*, durant cinq mois, amena une guérison complète. Il m'est permis de l'appeler ainsi, car, bientôt après avoir demandé mon avis sur ce point, la malade put contracter mariage ; je crois même qu'elle est mère actuellement, sans avoir éprouvé depuis quatre ans le moindre indice de sa maladie.

OBSERVATION XII.

Ulcère gangreneux

Monsieur Simonot (père), herboriste, rue des Bons-Enfans, n° 9, âgé de soixante ans, jadis atteint de la psore, d'une constitution assez bonne en apparence, éprouvait un mal terrible, qui le forçait, depuis dix-huit mois, à garder le lit, ou du moins le repos, et lui faisait supporter des souffrances inouïes. C'était un ulcère de la jambe gauche, qui commençait au-dessous de la fosse poplitée, et descendait jusqu'au commencement du tendon d'Achille, ayant de trois à quatre pouces de largeur, un pouce et demi de profondeur, d'un aspect sale, lardacé, des bords irréguliers, anguleux, entourés de veines variqueuses, jetant un ichœur sanguinolent, la gangrène partielle détruisait presque la moitié du muscle *triceps surœ* qui tombait en lambeaux. Les douleurs et les souffrances inexprimables forçaient ce malheureux malade à passer les nuits sans sommeil, et les jours sans repos. En vain avait-il eu recours à tout ce que la médecine a d'illustre ou de réputé tel, en vain avait-il épuisé tous les onguents, les pommades, les opiats, les dépuratifs, les cataplasmes et, lui-même, en sa qualité d'herboriste, que d'herbes n'avait-il pas inutilement em-

ployées? Enfin, le 15 mai 1837, il se décida à recourir
à l'*Homœopathie*. J'étais effrayé en examinant la plaie,
dont l'aspect était tellement grave et caractéristique,
qu'il m'était impossible de ne pas reconnaître les traces du miasme galeux. En effet, le malade convint
d'avoir eu jadis cette maladie, tout étonné de cette assertion, qu'aucun médecin allopathe ne lui avait jamais faite et que chaque médecin de notre système
n'aurait pas manqué de faire; mais, comme le malade
avait été atteint dans sa jeunesse de la psore, il ne pouvait pas concevoir comment ce miasme, après un si
grand espace de temps, pouvait produire de pareils
résultats? Étant engagé à dire franchement mon
opinion sur sa guérison possible, ou du moins sur le
soulagement qu'il pouvait espérer, d'après mes convictions je lui promis l'un et l'autre, mais avec le
temps. Cependant, je me suis trompé, comme on va
en juger. Le malade me demanda ensuite quel était
l'onguent capable d'opérer de pareils miracles?
habitué qu'il était, ainsi que ses médecins, à prendre la manifestation locale d'une maladie, pour
un mal local. Je lui fis considérer ces choses d'un
point de vue plus élevé, et le lendemain, il prit
à l'intérieur un médicament convenable. Nous lui
recommandâmes en sus d'ôter tous ses emplâtres et de ne mettre sur la plaie qu'un peu de char-

pie trempée dans de l'huile. Après une aggravation qui dura pendant quarante-huit heures, les douleurs cessèrent tout-à-coup, et au bout de huit jours l'aspect de la plaie fut méconnaissable : le gonflement maladif des bords avait disparu, le fond offrait une carnescence bonne et naturelle; le malade pouvait se lever, en se gardant encore de s'appuyer sur sa jambe. Au bout de quinze jours, le mal allait de mieux en mieux : les chairs repoussaient avec une promptitude qui étonnait le malade lui-même la cicatrisation fut tellement rapide, que la plaie; de l'aspect le meilleur possible, offrait à peine deux pouces de surface. Le malade commença à se servir de sa jambe, quoique soutenu par une béquille; mais deux semaines à peine s'étaient écoulées, qu'il quitta même cet appui, et qu'il put marcher sans la moindre souffrance : la cicatrisation fut complète; depuis ce moment, il jouit d'une bonne santé et s'occupe activement des affaires de son état. Quel était donc le puissant médicament qui produisit ce prodige? Quelques globules de soufre à la 30ᵉ atténuation, administrés tous les cinq jours.

Epicrise

Dans cette guérison, si concluante en faveur des principes de l'*Homœopathie* et de son admirable théorie des maladies chroniques, là, où ni l'imagination, ni le régime, ni l'expectative (dont on nous honore), ne peuvent être admis, deux choses sont à remarquer : 1°. la rapidité prodigieuse d'action des médicamens dynamisés à une si haute dilution ; 2° malgré que le malade fût continuellement exposé par son état à l'exhalaison de différentes plantes médicales, qui devaient faire un obstacle, d'après les règles de notre régime, et pouvaient prolonger la durée, sinon empêcher le traitement, néanmoins, sa guérison fut très-efficace et très-rapide (1).

(1) Cette considération me rappelle un autre fait non moins remarquable. En 1834, je fus consulté par un fabricant de parfumeries, affecté depuis des années, de maux de tête presque continuels, et d'une toux sèche catharrale, opiniâtre, contre laquelle il avait inutilement invoqué tous les secours de l'ancienne médecine. Jaloux de la gloire, de notre système j'ai hesité long-temps avant d'entreprendre un traitement qui n'offrait pas de chances favorables, vu que le malade ne pouvait point renoncer à son état de parfumerie, qui le mettait dans des conditions tout-à-fait contraires à notre régime. Enfin, cédant à ses instances réitérées, et voyant qu'il voulait bien y mettre toute sa confiance, j'administrai les médicamens, pour ainsi dire à ses risques et périls. Mon étonnement fut grand, lorsque je vis une complète guérison au bout de quelques semaines, et cela après l'usage des médicamens poussés à la 30ᵉ dilution ! Est-ce l'habitude d'être toujours entouré de substances odorantes, qui modifia leur influence nuisible, ou bien, comme il est permis

de le croire, la puissance dynamique de nos préparations fut-elle
plus pénétrante que les substances grossières qui ne pouvaient
pas la détruire ? Dans tous les cas, n'étant pas très-grand fanatique du régime excessif, difficile du reste à observer, je soumets
cette circonstance à la méditation de mes confrères.

OBSERVATION XIII.

Aphonie.

Monsieur Chalet, marchand de fers, âgé de trente-cinq ans, d'une constitution assez robuste, jadis atteint de la gale et de la syphilis, à la suite d'un refroidissement, commençait à sentir une altération dans sa voix. Cet enrouement, qu'il ne considérait pas comme une chose grave, fut traité d'abord par les tisanes, la gomme, les sirops, etc. Malgré ces moyens, le mal devenait de plus en plus intense, au point qu'il perdit entièrement la voix. Après avoir resté pendant quatre mois dans cet état, et ne voyant aucun succès dans l'ancienne médecine, il se confia à la nouvelle. La maladie paraissait opiniâtre pendant les premières semaines du traitement; il est à remarquer que le malade ne toussait point, il éprouvait seulement une sensation de chaleur au larynx. L'emploi successif de la *puls.*, *dulc.*, *hepar sulph.*, *merc.*, *sol.*, et surtout *carb.*, *veget.*, procura sa complète guérison dans l'espace de six semaines.

OBSERVATION XIV.

Fluxions de poitrine.

Monsieur Guilmard, n° **23**, rue Hauteville, âgé de vingt-six ans, jadis affecté du miasme psorique, (le 3 février 1837) éprouva des symptômes non équivoques d'une *pleuro-pneumonie*. Cette maladie débuta d'une manière violente, avec le frisson, la fièvre, de la gêne dans la respiration, point de côté, toux avec crachats puriformes, mêlés de sang, accompagnée d'un pouls petit et supprimé, et ne laissa aucun doute sur son caractère d'autant plus grave, que le malade avait déjà été atteint d'une fluxion de poitrine, guérie avec peine au bout de plusieurs semaines à force de saignées et de sangsues. Les symptômes caractéristiques de cette maladie, s'étaient tellement gravés dans la mémoire du malade, qu'à mon entrée, il déclara lui-même *avoir une fluxion de poitrine*, en me conjurant de ne pas sacrifier sa vie, si je croyais les moyens homœopathiques incertains et insuffisans; car, dans ce cas, il aurait préféré recourir aux moyens ordinaires. Comme mes convictions, sur ce point, n'étaient pas douteuses, je rassurai le malade, et je lui prescrivis *une goutte d'aconit* à la IVme dilut., dans l'eau que le malade prenait d'heure en heure , par cuillerées à bouche. Le lendemain , l'amélioration fut prodigieuse, le point de côté avait disparu, la respiration était plus facile, la fièvre peu sensible; l'emploi de la *bryon* X°° et de la *squilla* IVme , produisit la guérison complète au bout de six jours.

II

Madame Cœur, âgé de quarante-cinq ans, ayant déjà perdu ses règles, d'une constitution faible et valétudinaire, atteinte jadis de la psore, sujette depuis long-temps à une toux sèche, continuelle, qui paraissait siéger au larynx et dans les bronches, dont elle fut débarrassée par l'*Homœopathie*, éprouva le 20 février 1838 une forte oppression avec un point de côté, toux forte, suivie des crachats puriformes, mêlés de sang, et les autres symptômes d'une fluxion de poitrine. Aussi, ayant déjà eu cette maladie, elle reconnaissait bien ses caractères, et m'envoya sa fille, madame C....., pour demander la plus prompte assistance. Malheureusement , indisposé pour lors moi-même, et obligé de garder l'appartement, je me bornai à l'envoi de deux doses d'*aconit* IVme , et de deux doses de la *bryone* VIme , que la malade devait prendre alternativement toutes les quatre heures. Le lendemain, d'après les nouvelles que je reçus par madame sa fille, son état s'était amélioré tellement, qu'il ne laissait plus aucune inquiétude, ni besoin d'une nouvelle administration de médicamens, et au bout de cinq jours, j'eus le plaisir de voir la malade elle-même venir me remercier, tout étonnée de cette promptitude de guérison, comparativement aux traitemens passés.

III

Une jeune dame, madame de la C..., le 10 décembre 1838, fut atteinte d'une maladie dont les symptômes annonçaient une fluxion de poitrine naissante; la toux, l'oppression et les autres symptômes démontraient quelque chose de plus qu'une forte *bronchite*. Le mal était d'autant plus grave, que la malade annonçait une certaine prédisposition pour ce genre de maladies. Ayant recours de suite à notre système, son état, au bout de vingt-quatre heures, n'offrait plus aucune inquiétude, et la guérison complète fut obtenue au bout de quatre jours, par l'emploi de *l'aconit IV°°°*, *Bryon VI°°°*, *et Dulc. X°°*.

OBSERVATION XV.

Fièvre cérébrale à la suite de la scarlatine.

Madame Ladent, demeurant dans l'avenue Sainte-Marie, n° 4, Faubourg-du-Roule, âgée de vintg-un ans, brune tempérament nerveux — sanguin, bien constituée, éprouva subitement un frisson suivi de chaleur fébrile., mal et gonflement de la gorge, avec la rougeur écarlate de la peau. Cette personne consulta aussitôt un médecin *allopathe*, qui crut une saignée indispensable. Mais, au lieu du soulagement espéré, l'éruption disparut subitement, la malade perdit connaissance et tomba dans de fréquentes lypothymies, accés de délire et impossibilité d'avaler. Dans cette position difficile, une consultation de deux médecins, approuva la persistance dans les moyens antiphlogistiques, tout en déclarant le peu d'espoir qu'on avait de sauver la malade! C'était au bout de six jours d'angoisses, d'incertitude et de souffrances. La maladie prenant un caractère plus grave, alors une dame, pleine de bien veillance pour la malade, et dont je peux du reste citer le nom honorable, Mme Ve Victor Ducange, m'appela pour donner mes soins, si toutefois l'*Homœopathie* pouvait encore faire quelque chose. En effet, je trouvai la malade dans une

position désespérée, et il était difficile de prendre la
responsabilité de son existence. L'époux de madame
Ladent hésita long-temps, s'il devait confier les jours
de sa femme à un traitement qui ne captivait pas toute
sa confiance. Il nous fallut, à madame Ducange et à
moi, toute la force de conviction et toute la confiance
dans les moyens homœopathiques, pour persister à le
faire accepter. Mais, du reste, les moyens de l'ancienne
médecine n'étaient-ils pas épuisés ? La consultation
n'avait-elle pas décidé qu'il y avait peu de chose à espérer ? Il était donc permis de faire une tentative sans
compromettre la gloire du système. C'était le 11 juin
1837, à midi. Quelques globules d'*aconit* à la VIe, et
de la *belladonne* X^{o o}, dissous dans deux verres d'eau
pure, furent administrés alternativement par pe-
tites cuillerées à café, toutes les demi-heures. Le
soir, la malade se trouva déjà infiniment mieux, la
fièvre diminua, le délire s'était calmé, elle pouvait
ouvrir les yeux et commença à parler ; tous les as-
sistans furent étonnés de ce prodige. Dès-lors, sa
guérison paraissait déjà moins douteuse. Voyant un
si beau succès, je la félicitai d'avoir eu recours à l'*Homœopathie* ; cependant, le lendemain ne se passa pas
sans inquiétude. J'aperçus une espèce de somnolence
qui s'empara de la malade, sa figure devint pâle,
inanimée, avec les autres signes d'un *hydrocéphale*

accessoire, ou, comme on l'appelle, *épanchement sé-reux du cerveau*; n'ayant pas beaucoup de temps à perdre, je me hâtai de donner *l'opium* Xme et *l'ar-nica* IVme, dissous dans l'eau. A minuit, le 12 juin, après s'être assoupie pendant toute la journée, la malade se trouva mieux. Le lendemain, 13 juin, mes inquiétudes furent entièrement dissipées, et allant de mieux en mieux, elle put quitter son lit au bout de six jours. Bientôt, elle alla passer quelque temps à la campagne, pour achever sa convalescence, pour faire disparaître les restes de cette faiblesse, qui n'aurait certainement pas eu lieu sans les évacuations sanguines qui précédèrent notre traitement. Depuis cette époque, madame Ladent jouit d'une santé parfaite.

OBSERVATION XVI.

Dartres.

Madame Varez, demeurant rue Charlot, n° 47, âgée de cinquante-deux ans, ayant perdu ses règles', d'une constitution plutôt délicate que forte, depuis deux ans était affectée d'une dartre croûteuse, qui commençait au milieu du nez, en couvrait le bout et la plus grande partie des ailes, et atteignait les narines et le *septum*. Les croûtes, épaisses de quelques lignes, qui couvraient son nez, défiguraient terriblement la face, et, en sus de ce désagrément, la malade souffrait de fortes démangeaisons, et parfois des élancemens qui faisaient craindre une dégénération cancereuse, d'autant plus probable, que cette personne se trouvait justement dans l'époque qu'on appelle *critique*. Nous passerons sous silence toutes les tentatives qu'elle fit pour se débarrasser de son mal : les sirops, les tisanes et les autres dépuratifs, rien n'a été négligé. Le docteur Alibert, consulté par la malade, après beaucoup de traitemens employés sans succès, tenta d'obtenir quelque chose par l'application immédiate des vésicatoires sur le nez. Enfin, la cautérisation fut essayée; mais, outre le danger du déplacement de la maladie et l'augmentation des souffrances, elle n'apporta aucun bien. C'est alors, qu'ayant épuisé toutes les ressources de l'ancienne médecine, la malade se confia à l'*Homœopathie*, ne dissimulant pas le peu de confiance qu'elle avait pour des moyens si minimes, et dont l'application n'était pas immédiate sur les parties affectées. Le **22** mai **1837**, ayant recommandé un régime convenable, j'administrai deux doses de *causticum X°°*, qui devaient être prises à plusieurs jours de distance l'une de l'autre. Au bout de quinze jours, je croyais déjà apercevoir une amélioration, mais ce ne fut qu'au bout d'un certain temps qu'elle fut évidente et palpable. Il faut ici rendre justice à l'exactitude dans le régime, et à la persévérance de la malade, ce qui contribua autant à sa guérison qu'au triomphe de notre système. L'emploi consécutif de *spongia X°°, de l'or IV°°, sepia X°°, carb. végét. X°°, calcar X°°*, fit graduellement diminuer le mal. Les croûtes dartreuses tombèrent petit à petit, la peau redevint naturelle, et dans les derniers temps, elle perdait déjà cette rougeur maladive qui reste dans les endroits récemment guéris. La malade continue encore à prendre de temps en temps quelques médicamens, mais sa guérison est désormais acquise.

II.

Monsieur S..... âgé de vingt-six ans, atteint, pendant le service militaire, de la gale et de la maladie vénérienne, d'une constitution assez forte, brun, était incommodé depuis deux ans, d'une dartre en forme de boutons croûteux qui lui couvrait le menton, la lèvre supérieure, en un mot, presque toute la partie poilleuse de la face, et le défigurait horriblement, ne pouvant se faire la barbe qu'à l'aide de ciseaux. Entré à l'Hôpital St-Louis, quelque temps après, il sortit en suivant les consultations du docteur Bielte. Pour obtenir un peu de soulagement, il était obligé de mettre des cataplasmes émoliens toutes les nuits pendant dix-huit mois; enfin, il invoqua le secours de l'*Homœopathie*, le 23 avril 1837. Nous commençâmes par le *Nux* à la VIme, puis *silice* X°° dilution ; cette dernière provoqua le flux hémorroïdal, avec augmentation de dartres au menton. La *bovista* X°° semblait diminuer cette irritation, quand deux doses de *sulphur* X°°, administrées le 21 mai, provoquèrent une éruption pour ainsi dire *galo-syphilitique*, portant le caractère de l'un et de l'autre miasme, répandue sur toute la surface du corps, et principalement sur le dos et les extrémités. C'étaient des pustules remplies d'une humeur épaisse, jaunâtre, et relevées à une ligne sur la surface de la peau, entourées d'un cercle de la couleur du cuivre; ces pustules, en séchant, formaient des croûtes rondes et très-adhérentes. Depuis cette époque, les dartres au menton commencèrent à diminuer et à disparaître. L'emploi répété de *sulphur X°°*, *mercur. sol. X°°*, de *squilla IV°°*, excitant une prodigieuse éruption de boutons, améliorait l'état général du malade. Le 4 juin 1837, la guérison fut tellement avancée, qu'à peine restait-il quelques indices du mal, car le malade avait repris l'usage du rasoir pour se faire la barbe. *Aurum IV*, *spigelia X^e*, *thuya X^e*, *ambra X°°*, ont été successivement administrés, et, depuis ce temps, mes soins n'ont plus été nécessaires.

III.

Dans ce moment, nous avons sous les yeux deux dames qui se trouvent dans des circonstances parfaitement semblables, toutes les deux ayant passé leur temps critique, et toutes les deux affectées de *dartres pruriantes* aux parties génitales. La première, qui est depuis long-temps dans le traitement, et qui a subi depuis dix ans toutes les tisanes et les dépuratifs de l'ancienne médecine, sujette à la goutte articulaire, a obtenu par l'*Homœopathie* un grand soulagement, on peut dire même, les trois quarts de sa guérison, sans être encore débarrassée entièrement de sa maladie. L'autre, qui se trouve dans un âge et dans des circonstances bien analogues, après quelques semaines de traitement, après l'administration de la *sepia* X^{oo} et *dulcam* X^{oo}, tous les symptômes maladifs disparurent complètement. D'où vient cette différence dans la durée du traitement ? La première de ces deux personnes nous arriva après avoir subi tous les traitemens de l'ancienne médecine, tandis que la seconde commença par l'*Homœopathie*.

IV.

Un fait bien remarquable, qui mérite d'être cité ici, malgré qu'il n'appartienne pas précisément aux affections dartreuses, est celui de Mlle Sophie Frappin, demeurant rue St. Lazarre, n° 59. Cette jeune fille, âgée de 9 ans, était incommodée depuis deux ans d'une éruption scrophuleuse, couvrant l'intérieur des narines, l'extérieur du nez, la lèvre supérieure et le pourtour de la bouche. C'étaient des croûtes sanguinolentes, épaisses, avec une tuméfaction considérable, qui en tombant faisaient place à d'autres qui se renouvelaient sans cesse. Outre les souffrances, elles déparaient singulièrement cette jolie enfant. Depuis dix-huit mois, rien n'était négligé pour obtenir sa guérison : les pommades, les tisanes dépuratives, etc. Confiée à nos soins le 18 octobre 1838, après l'usage de la *baryte X°*, de *l'or IV°°°*, le mal fut déplacé aussitôt. *Hepar I°°°*, *staphys. X°°* et *calcar. X°°*, débarrassèrent complètement la jeune malade de son incommodité, et ces jours derniers, lorsque je la revis, sa figure n'offrait plus la moindre trace d'éruption.

OBSERVATION XVI.

Syphilis.

I. Monsieur Jules L..., âgé de vingt-un ans, blond, tempérament sanguin, en 1836 fut atteint d'un *chancre syphilitique ad glandem penis et preputium*, et il eut le malheur de recourir d'abord à un de ces guérisseurs brévetés dont les noms figurent à tous les coins de rues. Ce traitement lui valut la disparition du mal local qui se transporta à la gorge, attaquant le palais, la bouche et la langue; ce triste avertissement décida le malade à chercher des secours plus rationels et plus efficaces. Il entra dans un hôpital de vénériens; là, le monstrueux emploi du mercure à l'intérieur par la bouche et par les frictions, pendant plusieurs mois, ne lui apporta d'autre changement que celui de faire revenir les ulcères *ad penem*, sans les faire disparaître de la gorge; au surplus, les fics ou les condilomes lui poussèrent à l'anus. Dans cet état, il sortit de l'hôpital, ayant à côté du mal tous les symptômes résultant de l'abus du mercure; c'est, en désespoir de cause, qu'il tenta de l'*Homœopathie*. Examinant le malade le 31 octobre 1837, je trouvai que les ulcères syphilitiques lui cou-

vraient la gorge, le palais et le bord de la langue ;
de petites ulcérations couvraient le prépuce ; sa figure était livide, sa voix rauque et enrouée. Deux
indications se présentaient : 1° d'atténuer les effets
nuisibles produits par l'abus du mercure, 2° de détruire le vice syphilitique, dont la présence était visible. A cet effet, je prescrivis d'abord *hepar sul-
phuris I°* en gouttes, que le malade prenait dans
de l'eau par cuillerée à bouche. Sous l'influence de ce
médicament, l'aspect des chancres paraissait s'amé-
liorer, quand, au 20 novembre, *thuya VIme* produisit
des effets surprenants. Après l'emploi de cette substance, l'aggravation fut visible, le prépuce se gonfla
en formant un *phymosis* énorme avec un écoulement
verdâtre, abondant. Le malade, n'ayant jamais
éprouvé rien de semblable fut effrayé de cet état; il
accourut chez moi dans la plus grande anxiété : je le
rassurai, ne voyant dans tout cela, qu'une action bienfaisante du médicament (1). En effet, dix jours après

(1) Cette recrudescence des anciens maux, surtout mal guéris, est
très-fréquente dans les traitemens homœopathiques. Nous avons
donné nos soins à un monsieur affecté de l'estomac, avec
gêne de la respiration; après l'usage de quelques médicamens
homœopathiques, un endroit du gland du penis où 20 ans auparavant il avait existé un chancre siphylitique, s'envenima, s'ouvrit en jetant une liqueur blanchâtre, et disparut enfin à la suite
du traitement. Nous avons vu maintes fois les anciens écoulemens taris se renouveler pendant le traitement homœopathique.

le phymosis, l'écoulement et les chancres du prépuce disparurent entièrement, ceux de la gorge et de la bouche prirent un caractère tout innocent. Ils furent enlevés par l'emploi successif de la *belladonne* X^{oo}, *l'or* IV^{oo}, *silice* X^{oo}, *rhus* X^{oo}, *sepia* X^{oo}, *carbo vegetabilis* X^{oo}. Ainsi, la complète guérison d'une maladie désespérée, s'opéra dans l'espace de six mois, et, depuis ce temps, le malade jouit d'une santé parfaite.

II. Monsieur D....., âgé de vingt-quatre ans, eut le malheur de contracter un chancre syphilitique d'une mauvaise nature, et, malgré qu'il cherchât tout de suite du secours chez les hommes de l'art, malgré les énormes doses du *mercure* et de la *salsepareille*, son mal fit des progrès immenses. Presque la moitié du gland et du prépuce furent détruits. A la suite d'un abcès de la glande inguinale gauche, ouvert par de larges incisions, il se forma une plaie énorme, profonde, d'un fond lardacé avec les bords relevés et anguleux, portant tous les caractères syphilitiques; ses dévastations menaçaient d'atteindre le *péritonée*, et de mettre les jours du malade en danger. Telle était la position de monsieur D..., qui, après dix mois de traitement inefficace, chercha du salut dans notre système (27 novembre 1838). Il est inutile de dire, que l'abus monstrueux des médicamens dont il fut victime, rendait le pronostic bien difficile et bien incertain, malgré sa constitution vigoureuse; aussi, nos promesses furent-elles circonspectes. Nous commençâmes par le *foie de soufre*, 1°°, de préférence, à cause de l'abus du mercure; après, *thuya* X^{ooo}, *merc. sol.* X^{ooo}, pris alternativement et répétés, surpassant toutes nos espérances, produisirent d'abord la cicatrisation la plus complète de la glande inguinale au bout de quinze jours, et une parfaite guérison au bout de six semaines.

OBSERVATION XVII.

Varices.

Monsieur Tavernier, demeurant rue du faubourg Saint-Martin, n° 38, âgé de cinquante-six ans, jadis affecté de la psore, souffrant depuis des années, sujet aux hémorrhoïdes, ayant déjà éprouvé des résultats satisfaisants du traitement homœopathique, vint le 19 juin 1837, me consulter pour des varices qui occupaient ses jambes, surtout au pourtour de la cheville, et dont l'extension provoqua des ulcères à la peau, menaçant la rupture des veines. Ni l'emploi des astringents, ni les serrements mécaniques à l'aide des bandages, ne produisirent aucune amélioration. La guérison fut d'autant plus difficile, que le malade, par son état de *fondeur en caractères*, était obligé de se tenir presque continuellement debout (circonstance qui, comme l'on sait, provoque toujours des varicosités). Néanmoins, notre succès fut complet par l'emploi de la *puls. X°, thuya X°, carbo. veget. X°, sulph. X°, calcar X°, lycop. X°;* la guérison fut obtenue dans moins de trois mois : les varices disparurent complètement. Cette guérison, que l'on peut considérer comme très-frappante et remarquable, pourra être attestée par M. Tavernier lui-même.

OBSERVATION XVIII.

Obstruction de foie, jaunisse.

M. Bigot, n° 142, rue Saint-Lazare, âgé de quarante ans, bien constitué, cheveux noirs, tempérament bilieux et sanguin, affecté jadis de la psore, depuis deux ans environ était victime d'une maladie cruelle qui, d'abord lente et insensible, s'accrut dernièrement au point de menacer son existence. Malgré le secours de l'art invoqué dès le commencement, malgré la diète la plus absolue, les sangsues, les saignées et les purgatifs, le mal allait de pire en pire. Il se voyait dépérir et affaiblir chaque jour, ne pouvant plus se soutenir un instant sur ses jambes. La seule divergence et l'incertitude des opinions des médecins, sur la nature de son mal, n'était pas chose déjà si rassurante, car, tantôt on lui supposait une affection de *foie simple*, tantôt une *affection du poumon droit*, malgré l'énorme différence des symptômes qui désignent ces maladies. Enfin, ayant vu les bienfaisants effets de l'*Homœopathie* sur quelqu'un de sa connaissance, il eut l'heureuse inspiration de confier sa santé à notre système. Appelé le 6 mars 1836, je trouvai le malade dans l'état suivant : il éprou-

vait souvent des obnubilations, des vertiges, la sensation du vide dans la tête, de la pesanteur avec congestion de sang, surtout le matin et après les repas.
Ses yeux étaient ternes, la sclérotique jaune, injectée. Il éprouvait de l'*epistaxis* du côté droit; sa figure
était pâle, jaune, plombée; le goût, amer et insipide
de la bouche ; *stomacacé* : la langue chargée et couverte d'aphtes , la voile du palais irritée et douloureuse, avec perte totale de l'appétit et du goût des
alimens, régurgitation, renvois, mal-aise, hoquets,
parfois vomissemens, sensibilité de l'épigastre à
la pression, et surtout de la région hypocondria-
que droite, douleur et sensation de pesanteur,
dureté palpable sous la dernière fausse côte droite,
battemens, digestions lourdes, plénitude, vents,
coliques, constipation opiniâtre, pression dans le
rectum, selles dures, noueuses, blanchâtres, gri-
sâtres, urines peu copieuses, saturées, épaisses,
teintes, colorant le papier blanc, rendues avec ardeur. Toux sèche, hépatique, jour et nuit, avec ex-
puition difficile des matières épaisses, parfois
sanguinolentes, oppression anxieuse de poitrine,
palpitations, douleur vague au dos, engourdisse-
mens fréquens du bras et de la jambe du côté droit,
froid des extrémités, crampes, mouvement violent et
comme convulsif des jambes pendant le sommeil,

aversion pour le mouvement, lassitude générale, amaigrissement voisin du marasme, la peau sèche, jaune, couleur citron, assoupissement, insomnies, fièvre le soir et après les repas, angoisses, dégoût de tout, tristesse, emportement facile, etc. Voilà le tableau fidèle de l'état où se trouvait M. Bigot : il était difficile d'avoir une grande assurance de sa guérison, et cependant les ressources que notre médecine nous offre sont si immenses, que je ne désespérai pas, ne dissimulant pas au malade toute la longueur et toutes les difficultés que ce traitement pourrait rencontrer. Il faut rendre justice à son courage et à sa résignation, car, du moment où il commença à suivre nos conseils, il se soumit à toutes les exigences du traitement. Tout médecin homœopathe, qui aurait devant les yeux le tableau des symptômes maladifs, que nous venons de faire, ne serait pas embarrassé un instant dans le choix du médicament; car les symptômes, quoique si nombreux et si variables, peuvent être couverts, pour ainsi dire, et trouvent l'analogie la plus frappante avec la *noix vomique* (1). Ainsi, quelques globules

(1) C'est une substance que l'ancienne médecine connaît aussi, mais elle la connaît d'une manière imparfaite. Et quel est le médecin allopathe qui aurait pensé à employer ce médicament dans la maladie en question ? ce serait une hérésie !!

de cette substance à la **X**°°, dissous dans l'eau, et administrés au malade, opérèrent des prodiges. Quelques jours à peine se furent écoulés, que l'amélioration devint visible : il se sentait plus fort, ses garde-robes étaient devenues plus faciles. La répétition de ce même médicament caractérisa d'une manière plus positive la bienfaisante influence du traitement ; au bout de trois semaines, l'état du malade n'était plus reconnaissable, ni comparable au passé. La disparition des symptômes de la tête, les yeux vifs et plus clairs, le teint moins jaune, l'appétit renaissant, l'absence de la douleur du côté droit, les selles journalières, etc. , tel était le changement obtenu. L'emploi du *mercure soluble X°°*, *muriate magnésie I°°°*, amena la disparition totale de tous les symptômes gênants. Au bout de six semaines, son teint redevint naturel, les forces renaissaient à vue-d'œil, la maigreur céda à un embonpoint raisonnable, le malade commençait à s'occuper de ses affaires. Néanmoins, il continuait de prendre de temps à autre quelques médicaments antipsoriques, et notamment le *souffre X°* ; depuis ce temps, il jouit de la plus parfaite santé. Voilà un honorable père d'une nombreuse famille, rendu à la vie et à la santé, qu'il doit uniquement à l'*Homœopathie*, comme il en rend témoignage lui-même à quiconque veut le lui demander.

OBSERVATION XIX.

Les résolutions des tumeurs cistiques.

I. **La famille de M. Bigot** paraissait être destinée à voir les prodiges et à éprouver les bienfaits de l'*Homœopathie*. Après la guérison du père, notre système fut constamment employé par toute sa famille, dans différentes circonstances et avec un succès toujours égal.

Le 20 décembre 1837, je fus consulté pour M. Achille Bigot fils, jeune homme bien constitué, âgé de dix-sept ans, qui, tout-à-coup, s'aperçut d'une tumeur à la partie interne et supérieure de la cuisse, dans la direction du muscle cuturier (M. Sartorius) et entre les muscles adducteurs. Cette tumeur, placée sous l'aponévrose, dure et unie à la surface, de la grandeur d'un œuf, était peu sensible et peu mobile, surtout dans le sens longitudinal. Après un examen scrupuleux, ne pouvant pas la confondre ni avec un épanchement quelconque, ni avec une glande gonflée, je reconnus avoir affaire à une *tumeur cistique*. L'expérience nous a démontré pouvoir quelquefois en obtenir la résolution à l'aide de médicamens homœopathiques pris à l'intérieur. Je me décidai en conséquence à faire une tentative, convaincu d'avoir

toujours assez de temps pour recourir à l'opération. Mais, ne voulant pas être seul témoin d'une cure
aussi extraordinaire, dans le cas où elle pourrait
s'effectuer, et en même temps, pour être plus sûr
du diagnostic, je me fis assister par un de
mes confrères, le docteur Edmond K....., dont
l'impartialité et les lumières captivaient ma confiance : toutefois je ne le prévins de rien. Il con-
firma mon diagnostic, et c'est alors, que nous
commençâmes le traitement. La tumeur était assez
grande et gênait la marche du malade : en lui
recommandant d'éviter la fatigue, je prescrivis
graphit X°° en gouttes, comme j'ai l'habitude de le
faire dans de pareilles circonstances. Une goutte
de ce médicament, délayé dans un demi-verre
d'eau pure, fut administré le matin et le soir, par
cuillerée à bouche. La tumeur resta quelque temps
stationnaire. Le 2 janvier 1838, la douleur disparut,
et la grosseur diminua beaucoup, ainsi s'atrophiant
pour ainsi dire petit à petit; le 9 février, elle était
déjà à peine sensible, et le 26 février, elle se dissipa entièrement.

II. Madame Renoult, née Gust, demeurant rue
Neuve-Samson, n° 2, âgée de vingt-deux ans,
blonde, mariée et depuis peu mère, a mis toute
sa confiance dans l'*Homœopathie*, dont l'efficacité ne

s'est point démentie dans les différentes circonstances de sa santé. Le 24 septembre 1838, cette
dame me consulta pour une tumeur qui se formait
sur sa paupière gauche; d'abord imperceptible,
puis grandissant rapidement, elle dépassait déjà la
grosseur d'une noisette, peu sensible à l'attouchement, peu mouvante, demi-ovale et unie. La peau
qui couvrait cette tumeur était naturelle, mais son
aggrandissement gênait le mouvement des paupières,
et l'œil gauche paraissait demi-ouvert. Le diagnostic
n'était pas douteux, et l'emploi successif de *thuya* $X°°$,
de *caustic* $X°°$, et de *graphites* $VI°°$, produisit une forte
irritation dans la paupière, au point que l'œil fut
fermé pendant quelques jours; la petite supuration qui s'établit fit disparaître complètement cette
loupe, ou autrement *la tumeur cistique*, de manière
qu'aujourd'hui il ne reste plus aucune trace de cet
inconvénient.

Ces deux exemples sont bien intéressans sous
le point de vue scientifique, pour les médecins et les
chirurgiens; nous indiquons les adresses des personnes guéries, pour qu'il soit facile de vérifier
l'authenticité des faits.

OBSERVATION XX.

Anévrisme.

Mme Euphémie Deley, femme de chambre chez
M. Lemaire, rue Richelieu, n° 15, âgée de vingt-
quatre ans, blonde, assez bien constituée du reste,
depuis quelques années éprouvait des symptômes qui
faisaient reconnaître une grave maladie du cœur. En
effet, les fréquens maux de tête, le teint pâle, le
saignement du nez, le dérangement de la menstruation, et depuis quelque temps une *aménorrhée*,
l'oppression en marchant, en montant, de violentes
palpitations de cœur jusqu'à la défaillance, la vibration visible des artères carotidales, une toux sèche,
suivie parfois du crachement de sang; enfin un gonflement œdemateux des pieds, annonçaient une maladie du cœur ou de l'*aorte*. On sait toute l'incertitude du diagnostic de pareilles maladies, surtout
en ce qui concerne le siège qu'elles occupent dans
le centre de l'appareil circulatoire. Il suffira de dire
que cette maladie considérée comme une affection
du cœur par les autres médecins qui m'avaient
précédé, fut traitée comme telle. Les moyens
antiphlogistiques et révulsifs, l'usage prolongé d'é-
normes doses de *la digitale*, furent employés sans

succès et même sans soulagement. La malade, dans sa position de souffrance, sut mériter l'intérêt et la bienveillante sollicitude de sa maîtresse qui, pour lors, suivait le traitement homœopathique, c'est ce qui la décida aussi d'en essayer les effets. Consulté le 9 janvier 1837, je prescrivis d'abord l'*aconit* $IV^{\circ\circ}$ qui produisit un grand soulagement; plus tard, selon les circonstances, l'emploi de *la pulsatille* $X^{\circ\circ}$, *bryone* $X^{\circ\circ}$, *spigelle* $X^{\circ\circ}$, *l'or* $IV^{\circ\circ}$, *métal alb.* $X^{\circ\circ}$, *sulphur* $X^{\circ\circ}$, la débarrassèrent, dans l'espace de quelques mois, de tous ces symptômes aussi incommodes que peu rassurants. Aujourd'hui, elle peut monter l'escalier et s'occuper de ses affaires, sans ressentir aucun symptôme de son ancienne maladie.

Le **2** avril 1339, je fus appelé pour cette même personne atteinte d'une forte inflammation du *péritonée* avec les douleurs aiguës et les élancemens du côté droit, et une forte fièvre accompagnée de symptômes assez graves. La guérison complète de cette maladie fut obtenue dans l'espace de quarante-huit heures, après l'usage de l'*acon.* $IV^{\circ\circ}$, *bryon.* $VI^{\circ\circ}$ *et nux* $X^{\circ\circ}$.

OBSERVATION XXI.

Ophtalmies scrophuleuses.

I. Mlle Lehericey, rue Godot-Mauroy, n° 1, âgée de six ans, malade depuis long-temps, ayant une disposition scrophuleuse, fut affectée d'une ophtalmie très-rebelle aux ressources antiphlogistiques et révulsifs employés par la médecine. Ses yeux, ainsi que les parties environnantes, étaient fortement affectés : les paupières rouges et gonflées, collées par la chassie, la sclérotique injectée d'une couleur écarlate, la cornée transparente devenue opaque, marquée par les taies, *la photophobie*, au point que la jeune malade ne voyait pas la lumière depuis plusieurs mois, se cachant les yeux dans ses mains, ou les enfonçant dans un oreiller. Tel était son état le 20 mai 1835, quand je fus appelé pour la première fois. L'emploi de l'*aconit* V° et de la *bellad.* X°, amena une telle amélioration au bout de dix jours, que la malade pouvait déjà regarder la lumière. La rougeur et le gonflement des paupières diminuèrent des deux tiers. Néanmoins, nous ne fûmes pas sitôt au bout de notre traitement : une recrudescence dont je ne pouvais pas me rendre compte, m'obligea d'employer une série d'antipsoriques, et ce ne fut qu'au bout de six mois de traitement qu'elle fut totalement guérie.

Ophtalmie scrophuleuse.

II. Mlle Clémentine Pelissier, cité d'Antin, n° 9, âgée de douze ans, blonde, d'une disposition scrophuleuse, d'une intelligence développée; assez grande pour son âge, avait eu des gourmes dans son enfance. Depuis cinq ans, elle souffrait d'une inflammation d'yeux avec rougeur, collement des paupières, photophobie; son mal sévissait surtout la nuit, et était plus fort du côté droit ; de plus, les conches des deux oreilles, et les parties environnantes étaient couvertes par une gourme humide, sous forme dartreuse, qui suintait continuellement. L'usage des dérivatifs et des antiphlogistiques, ainsi que des pommades, principalement *sulphureuses,* n'amenait aucun bien. On me consulta le 3 février 1838; la première substance administrée fut *pulsatille* X°° qui produisit un soulagement immédiat, plus efficace et plus visible que tout ce qu'on avait employé depuis cinq ans. *Métal alb.* X°, *hépar sulph.* Ire, ont réussi si bien, qu'au bout d'un mois, la position de la malade n'était plus reconnaissable. L'emploi du *caustic* X°°, *sépia* X°°, *sulph.* X°°, guérit complètement la maladie des yeux, qui naguère étaient si fortement affectés; son teint commença à se ranimer. Aujourd'hui, la malade continue encore de temps à autre à prendre quelques médicamens, à cause de ses oreilles qui, bien qu'améliorées beaucoup, ne sont pas encore tout-à-fait guéries.

Ophtalmie syphilitique.

III. M. L..., âgé à-peu-près de trente-huit ans, brun, ayant eu la gale, fut affecté dernièrement de la gonorrhée syphilitique : soit que la violence du mal, stimulé par les doses énormes des médicamens se fût transportée ailleurs, faisant une *métastase* aux yeux, soit que, par une imprudence bien redoutable, assez commune du reste, le malade ayant touché avec ses mains les matières virulentes, les ait transportées à ses yeux, il est certain, que la maladie se déclara de la manière la plus violente. Consultant aussitôt un médecin allopathe, il fut saigné; l'application des sangsues et des colyres mercuriels fut employée. Cependant le mal augmentait toujours; l'inflammation fut si grande, que l'œil droit perdit sa forme organique, menaçant d'un *exophtalmos.* La différence de ces parties constitutives, disparut sous une rougeur écarlate, et l'œil ressemblait à un morceau de chair saignante; aussi, était-il déjà considéré comme perdu, par son médecin. L'œil gauche, un peu moins fortement affecté, laissait quelque espoir d'être sauvé. C'est dans cette position, et après quatorze jours dangereux, d'efforts inutiles, que le malade invoqua le secours de l'*Homœopathie !* C'était le 12 juillet 1837; ayant administré tout de suite une forte dose d'*aconit V°*, le jour même, j'obtins une amélioration remarquable. L'usage du *merc. sol.* IX°°°, de *la bell.* X°°° et *cannabis*, enfin, *sulph.* X°°°, rétablit complètement la vue, et dissipa cette violente inflammation au bout de dix jours. Cette cure est une des plus remarquables, et tous les médecins savent par expérience que l'*ophtalmie blénnorrhoïque* finit presque toujours, sinon par la perte totale de la vue, du moins par une lésion quelconque de l'organe visuel.

OBSERVATION XXIII.

Névralgie ischiatique.

Nous ne pouvons mieux finir cette série des observations pratiques, qu'en reproduisant encore une cure remarquable, opérée sur un de ces hommes dont les arts en France s'honorent à juste titre, et dont le nom est une garantie suffisante de la véracité du fait. Un des plus illustres statuaires, M. James Pradier, membre de l'Institut, âgé de trente et quelques années, d'un tempérament nerveux, jouissant du reste d'une bonne constitution, était victime des cruelles souffrances d'une névralgie ischiatique, produite probablement par un excès de travail, en se livrant, avec cette ardeur qu'on lui connaît, à la production de ses chefs-d'œuvre, dans les ateliers, où l'humidité est inévitable. Des élancemens presque continuels dans toute la direction du nerf ischiatique, et principalement dans la *fosse poplitée*, empêchaient notre honorable malade, non seulement de suivre ses glorieux travaux, mais encore de marcher et de rester debout plus de *cinq minutes*. La position horizontale ne diminuait pas ses souffrances, la nuit les redoublait encore et son sommeil était fréquemment interrompu. Malgré les soins éclairés de médecins recommandables, malgré les frictions de toute espéce, le mal montrait toujours une opiniâtreté désespérante. C'est alors que M. Pradier nous confia le soin de sa santé (le 3 juillet 1838). Après avoir examiné la maladie, aucun médicament ne nous parut résumer mieux ces symptômes caractéristiques, que la *coloquinte* et le *rhus toxicodendron*. Nous débutâmes par la première de ces deux substances, qui déjà, au bout de quelques jours, produisit de l'amélioration. L'emploie du *rhus* X°°, la rendit encore plus prononcée, si bien, qu'au bout de quinze jours M. Pradier n'éprouvait que faiblement les symptômes maladifs : il pouvait marcher plus librement, et rester plusieurs heures debout. A cette époque, un énorme furoncle se déclara dans la région hypochondriaque droite, et nécessita l'emploi de l'*arnica* IV°°, et de la *bellad.* X°°. C'est depuis ce temps que date la complète guérison du malade; quelques faibles sensations, et la tendance du retour du mal, furent toujours heureusement combattus par l'usage alternatif du *rhus* et du *coloc.* La santé de M. Pradier, dont nous sommes heureux d'avoir des nouvelles presque journaliéres, continue à être satisfaisante. Complètement rassuré sur son état, nous n'avons plus à craindre la moindre atteinte de sa cruelle maladie.

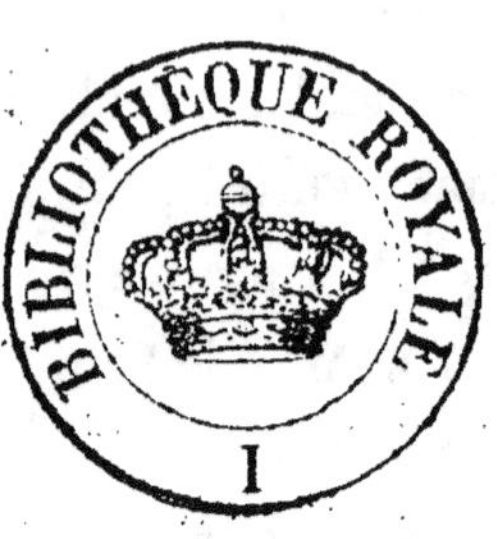

FIN.

TABLE DES MATIÈRES.

OBSERVATIONS PRATIQUES.

FIN DE LA TABLE.

ERRATA.

<table>
<tr><td>Pag.</td><td>Lig.</td><td></td><td></td></tr>
<tr><td>40</td><td>7</td><td>voit par ça et là,</td><td>Lisez : voit ça et là.</td></tr>
<tr><td>44</td><td>9</td><td>il en existe,</td><td>Il existe.</td></tr>
<tr><td>51</td><td>11</td><td>ne dépend pas,</td><td>ne dépendait pas.</td></tr>
<tr><td>53</td><td>20</td><td>ne doit naissance,</td><td>ne doit sa naissance.</td></tr>
<tr><td>65</td><td>11</td><td>S. M. la reine d'Angleterre,</td><td>S. M. la reine douairière d'Angleterre.</td></tr>
<tr><td>68</td><td>5</td><td>ne pouvez pas,</td><td>ne le pouvez pas.</td></tr>
<tr><td>74</td><td>5</td><td>le point du départ;</td><td>le point de départ.</td></tr>
<tr><td>80</td><td>7</td><td>par ces trois modes,</td><td>par les trois modes.</td></tr>
<tr><td>103</td><td>25</td><td>par le copahu; le chancre,
par la cubèbe,</td><td>par le copahu; par le chanvre et par la cubèbe.</td></tr>
<tr><td>134</td><td>16</td><td>un cours de l'homœopathie,</td><td>un cours d'homœopathie.</td></tr>
<tr><td>140</td><td>5</td><td>encore prouve,</td><td>encore le prouve.</td></tr>
<tr><td>140</td><td>6</td><td>ne voit-on cette même,</td><td>ne voit-on pas cette même.</td></tr>
<tr><td>140</td><td>16</td><td>préservatives,</td><td>préservatrices.</td></tr>
<tr><td>152</td><td>2</td><td>a démontré,</td><td>a démontrées.</td></tr>
<tr><td>153</td><td>5</td><td>de la force,</td><td>de force.</td></tr>
<tr><td>154</td><td>10</td><td>on appelle fortes,</td><td>on appelle fortes (italiques.)</td></tr>
<tr><td>156</td><td>20</td><td>au dévouement et zèle,</td><td>au dévouement et au zèle.</td></tr>
<tr><td>160</td><td>1</td><td>pouvions,</td><td>pourrions.</td></tr>
<tr><td>168</td><td>22</td><td>peuvent-ils opérer,</td><td>peut-il s'opérer.</td></tr>
<tr><td>176</td><td>14</td><td>ou les répéter,</td><td>ou de les répéter.</td></tr>
<tr><td>201</td><td>4</td><td>cette maladie,</td><td>c'est une maladie.</td></tr>
</table>

TCHAO-CHI-KOU-EUL,

OU

L'ORPHELIN DE LA CHINE,

Drame en prose et en vers,

SUIVI DE MÉLANGES DE LITTÉRATURE CHINOISE,

Traduit du chinois

PAR STANISLAS JULIEN,

Membre de l'Institut.

—

ESSAIS D'APPRÉCIATIONS HISTORIQUES,

OU EXAMEN DE QUELQUES POINTS DE PHILOLOGIE, DE GÉO-
GRAPHIE, D'ARCHÉOLOGIE ET D'HISTOIRE.

PAR JULES BERGER DE XIVREY,

De la société de l'Institut de France.

2 volumes in-8. — Prix : 15 fr.

—

LE GUIDE

EN

ARCHITECTURE,

OUVRAGE ÉLÉMENTAIRE

Mis à la portée de tout le monde pour servir de *Vignole*,
avec les changemens adoptés par les architectes modernes, avec
atlas de 40 planches très-soignées.

PAR F. LECOY, architecte à Angers.

1 volume in-12. — Prix : 7 fr.

LAGNY. — IMPRIMERIE D'A. LE BOYER ET COMP.